Chronisch-venöse Insuffizienz

UNI-MED

UNI-MED Verlag AG
Bremen - London - Boston

Priv.-Doz. Dr. med. habil. Klaus Großmann
Zentralklinik Bad Berka
Gefäßzentrum
Klinik für Angiologie
Robert-Koch-Allee 9
99437 Bad Berka

Die Deutsche Bibliothek - CIP-Einheitsaufnahme

Großmann, Klaus:
Chronisch-venöse Insuffizienz/Klaus Großmann.-
1. Auflage - Bremen: UNI-MED, 2000
(UNI-MED SCIENCE)
ISBN 3-89599-480-4

Printed in Germany

UNI-MED. Die beste Medizin.

In der Reihe UNI-MED SCIENCE werden aktuelle Forschungsergebnisse zur Diagnostik und Therapie wichtiger Erkrankungen "state of the art" dargestellt. Die Publikationen zeichnen sich durch höchste wissenschaftliche Kompetenz und anspruchsvolle Präsentation aus. Die Autoren sind Meinungsbildner auf ihren Fachgebieten.

Vorwort und Danksagung

Schlägt man eine Monographie über phlebologische Erkrankungen auf, die in den letzten 20 Jahren erschienen ist, so wird in den meisten Büchern zunächst auf die große sozialmedizinische und ökonomische Bedeutung der sehr häufig vorkommenden Venenerkrankungen hingewiesen. In den siebziger Jahren wurden dazu umfangreiche epidemiologische Untersuchungen durchgeführt.

Es folgten entscheidende Verbesserungen auf diagnostischem und therapeutischem Gebiet, die auch eine ganze Reihe von neuen Erkenntnissen im pathophysiologischen Verständnis und nicht zuletzt auch im Bereich der Mikrozirkulation erbrachten.

Die phlebologische Pharmakotherapie wird mittels objektiver Untersuchungsmethoden sicher beurteilbar und kann sich damit immer mehr aus erfahrungsmedizinischen Gegebenheiten auf sicheres wissenschaftliches Parkett begeben.

Der enorme Wissenszuwachs in der Phlebologie hat mit der neuen Bereichsbezeichnung "Phlebologie" eine berufspolitische Anerkennung erfahren. Phlebologie kann man nicht studieren, man muß sie in der Praxis erlernen.

Im Jahre 1910 verglich *Gabor Nobl* (1869 - 1938) in seinem in Wien erschienenen Buch "Der variköse Symptomenkomplex" die Ulcus cruris-Patienten mit Staatenlosen, die auf der Suche nach Heilung von Praxis zu Praxis zogen. Hat sich dieser Zustand heute auch verbessert, so sind es jetzt die Ärzte, die sich phlebologisches Wissen und Erfahrungen aneignen wollen, die auf Fortbildungsveranstaltungen und Kursen versuchen, einen zeitgemäßen Wissensstand zu erreichen.

Das vorliegende kleine Büchlein soll im propädeutischen Sinne und projiziert auf das Endstadium einer chronischen Venenkrankheit, die chronisch-venöse Insuffizienz, die Suche erleichtern und helfen, die interdisziplinären Ansätze dieses Spezialgebietes zu vertiefen.

Es ist bis heute noch keine Arbeit erschienen, die trotz des hohen Kenntnisstandes auf dem Gebiet der Phlebologie einen Rückgang der chronisch-venösen Insuffizienz nachgewiesen hätte. Ob wir das einmal schaffen werden?

An dieser Stelle möchte ich Herrn Oberarzt Dr. med. Reginald Weiß für die freundliche Überlassung der duplexsonographischen Abbildungen herzlich danken. Mein Dank gilt meiner Sekretärin, Frau Renate Rank, für die umsichtige Unterstützung und die sehr gute Ausführung der umfangreichen Schreibarbeiten. Dem Verlag schulde ich Dank für die schnelle, reibungslose und unkomplizierte Zusammenarbeit sowie für die sehr gute Ausstattung des Buches.

Bad Berka, im Mai 2000 *K. Großmann*

Inhaltsverzeichnis

Grundlagen

1. Grundlagen

1.1. Definition

Der Begriff "chronisch-venöse Insuffizienz" (CVI) wurde von *Henrik van der Molen* (1957), vor allem unter klinischen Gesichtspunkten geprägt.

> Er beschreibt das Endstadium einer chronischen Venenerkrankung, die unabhängig von der Art der venösen Zirkulationsstörungen am Hautorgan zu ausgedehnten Folgeerscheinungen führt und in diesem Zusammenhang ein eigenes Krankheitsbild darstellt.

Die "chronisch-venöse Insiffizienz" ist nicht zu verwechseln mit dem Begriff "Veneninsuffizienz", der häufig als Synonym verwendet wird. Der Begriff der "Veneninsuffizienz" beschreibt lediglich den Vorgang, das ein bestimmter Venenabschnitt, meist durch Klappenveränderungen, nicht mehr seine volle Funktion behalten hat. Es wird damit relativ ungenau die Störungen einer örtlich begrenzten Venenfunktion umschrieben ohne jedoch die klinischen Folgen, wie sie das Krankheitsbild "chronisch-venöse Insuffizienz" beinhaltet, mit zu erfassen.

Je schwerer das Krankheitsbild der "chronisch-venösen Insuffizienz" ist, desto ausgedehnter und vielfältiger sind die damit verbundenen Hautveränderungen (☞ Abb. 1.1).

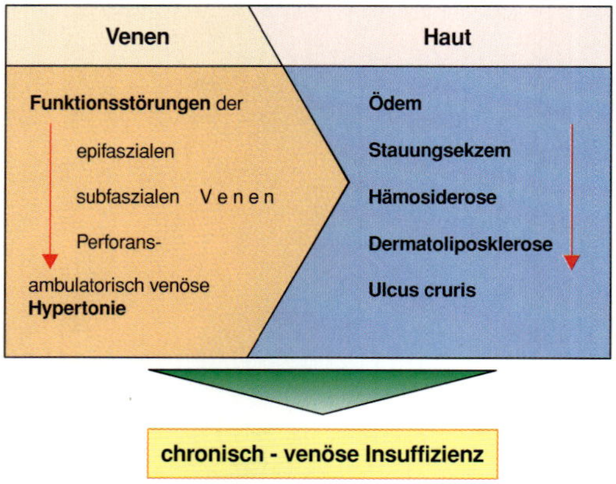

Abb. 1.1: Entwicklungsschritte der chronisch-venösen Insuffizienz

Auch heute noch läßt man sich von den eindrucksvollen dermatologischen Veränderungen in der Behandlung leiten und berücksichtigt nur wenig den pathophysiologischen Ablauf dieses schwerwiegenden Krankheitsbildes. Damit sind häufige Rezidive, ein weiteres Fortschreiten und ein oft jahrelanger Krankheitsverlauf, besonders wenn schon ein Ulcus cruris aufgetreten ist, verbunden. Nur die Berücksichtigung der erheblichen venösen Zirkulationsstörungen in der Behandlung der chronisch-venösen Insuffizienz kann eine Verbesserung und ein Abheilen eines vorhandenen Ulcus cruris herbeiführen.

1.2. Stadieneinteilung

Das Krankheitsbild der chronisch-venösen Insuffizienz ist vor allem durch klinisch feststellbare Veränderungen und Symptome determiniert. Deshalb hat sich auch eine Stadieneinteilung durchgesetzt, die sich an der Ausprägung und der Schwere der vorhandenen klinischen Veränderungen bei der chronisch-venösen Insuffizienz orientiert (☞ Tab. 1.1).

Stadieneinteilung der chronisch-venösen Insuffizienz (Marshall, 1987)		
Stadium I	a)	Corona phlebectatica paraplantaris, Stauungsekzeme
	b)	wie a) mit klinisch nachweisbarem Ödem
Stadium II		Dermatoliposklerose mit/ohne Atrophie blanche und Ödem
Stadium III	a)	abgeheiltes Ulcus cruris (Ulkusnarbe)
	b)	florides Ulcus cruris

Tab. 1.1: Stadieneinteilung der chronisch-venösen Insuffizienz nach Marshall, 1987.

Stadium I

Im Stadium I finden sich am Innenknöchel eine sogenannte *Corona phlebectatica paraplantaris* (☞ Abb. 1.3) mit mehr oder weniger ausgeprägten retikulären Varizen sowie ein geringgradiges Ödem, welches nachts sich meist zurückbildet.

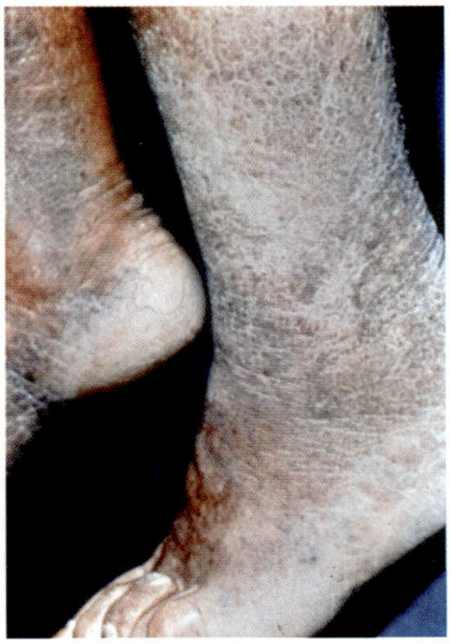

Abb. 1.2: Ausgeprägtes Stauungsekzem.

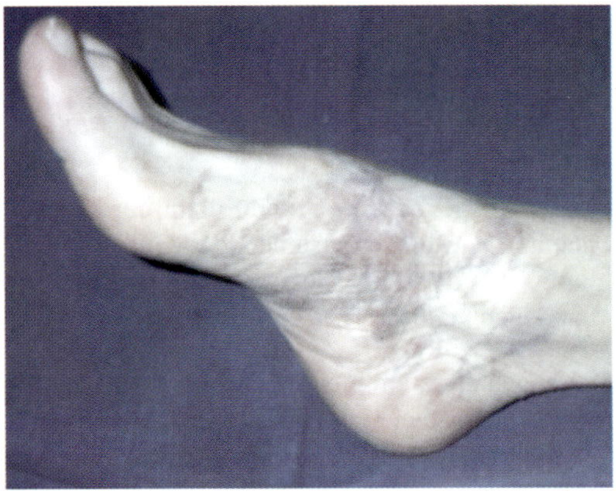

Abb. 1.3: Corona phlebectatica päraplantaris.

Stadium II

Im Schweregrad II findet sich ein deutlich sichtbares und palpables *Ödem*, welches z. T. bis zur Unterschenkelmitte reicht (☞ Abb. 1.4). Weiterhin finden sich *Hyperpigmentationen* (☞ Abb. 1.5) im distalen Unterschenkeldrittel, dazu kommen Indurationen des subkutanen Fettgewebes sowie Ekzematisationen mit teilweise entzündichen Veränderungen der Subkutis, die unter dem Begriff der *Dermatoliposklerose* zusammengefaßt werden (☞ Abb. 1.12).

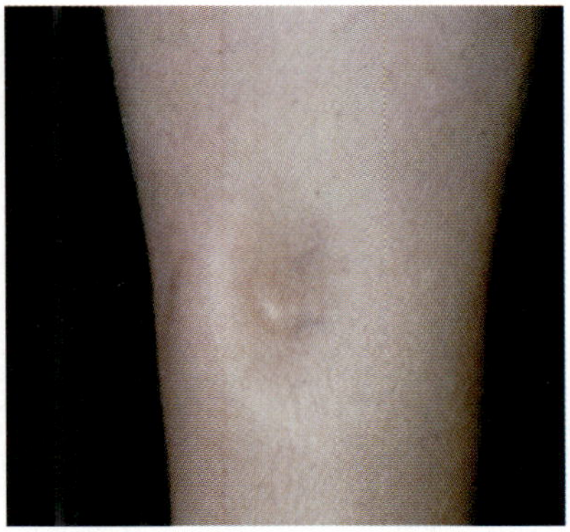

Abb. 1.4: Ödem mit deutlicher Eindruckstelle.

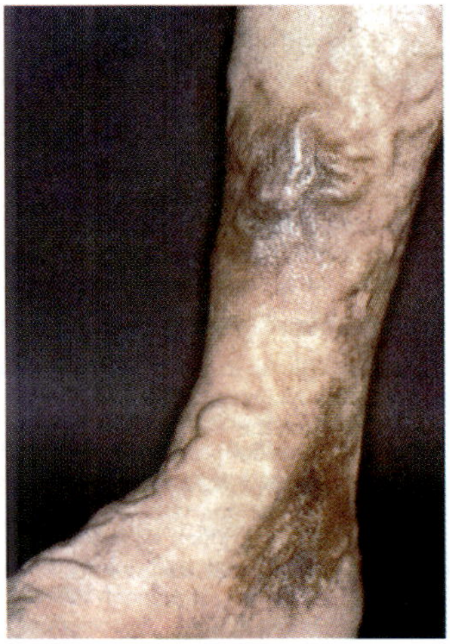

Abb. 1.5: Pigmentation bei Stammvarikosis.

Stadium III

Im Stadium III, dem höchsten Schweregrad der chronisch-venösen Insuffizienz, findet sich das *Ulcus cruris* (☞ Abb. 1.6), wobei im klinischen Alltag ein Stadium III a, das bedeutet ein narbig abgeheiltes Ulcus cruris von einem Stadium III b abgegrenzt wird. Im Stadium III b liegt ein florides Ulcus cruris vor.

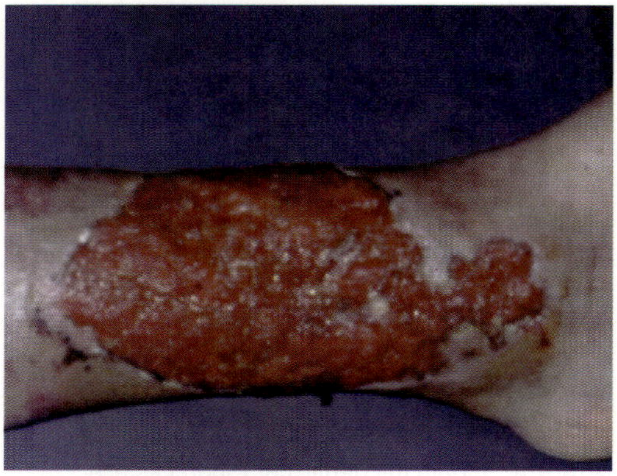

Abb. 1.6: Ausgedehntes Ulcus cruris mit pigmentiertem Randsaum.

Diese Einteilung in drei Stadien (*Marschall,* 1987) hat sich allgemein zur Beurteilung dieses Krankheitsbildes durchgesetzt.

Die ursprüngliche Einteilung von *Widmer* (1978) hatte das Ödem, welches ein klinisch führendes Symptom der chronisch-venösen Insuffizienz darstellt, nicht berücksichtigt und ist erst später in seine Einteilung einbezogen worden. Eine Einteilung nach vier Schweregraden, die sich in Anlehnung an die klinische Beurteilung der arteriellen Verschlußkrankheit (Stadieneinteilung nach *Fontaine)* orientiert, hat sich ebenfalls nicht durchsetzen können (*Petter,* 1978).

In der Weiterentwicklung und vor allem durch umfangreiche wissenschaftliche Erkenntnisse hat *Partsch, 1995,* eine Klassifikation der chronischen Venenerkrankung vorgeschlagen, in die nach dem sogenannten CEAP-System verschiedene Gesichtspunkte eingehen.

Nach dieser Klassifikation werden das klinische Bild (C) nach sechs verschiedenen Kriterien erfaßt. Weiterhin wird die Ätiologie (E), die Lokalisation und Verteilung nach pathologisch-anatomischen Gesichtspunkten (A) sowie die pathophysiologischen Kriterien (P) in die Bewertung des Venenleidens einbezogen. Eine solche umfangreiche Klassifizierung wird zwar den vielen Einzelaspekten der chronischen Venenerkrankung wesentlich besser Rechnung tragen. Für die Anwendung im klinischen Alltag ist diese Klassifizierung jedoch nur schlecht anwendbar. Diese umfassende Bewertung der chronischen Venenerkrankung nach dem CEAP-System wird vor allem für die wissenschaftliche Phlebologie und die Beschreibung für ausgewählte Studien ihre Anwendung finden können.

1.3. Klinik der chronisch-venösen Insuffizienz

Die Klinik der chronisch-venösen Insuffizienz zeichnet sich einmal dadurch aus, daß **verschiedene Formen des venösen Gefäßleidens** im Bereich der erkrankten Extremität nachweisbar sind. Von den Besenreisern über retikuläre Varizenbezirke bis hin zur inkompletten bzw. kompletten Stammvarikosis können alle varikösen Gefäßerkrankungen in unterschiedlicher Ausdehnung vorhanden sein. Durch den langen Krankheitsverlauf sind diese Veränderungen mit zahlreichen **Folgeerscheinungen** verbunden. Zum anderen führten aber auch postthrombotische venöse Gefäßveränderungen mit oder ohne sekundäre Varikosis zur chronisch-venösen Insuffizienz.

Das pathogenetische Grundprinzip der ausgedehnten und länger bestehenden Venenerkrankung ist in der zeitweise und immer länger vorhandenen venösen Druckerhöhung zu sehen.

Die sogenannte ambulatorische venöse Hypertonie, die dann auch nicht mehr effektiv durch Muskelarbeit (z.B. Wadenmuskelpumpe) aufgehoben werden kann, führt letzten Endes zu Störungen im Bereich der Mikrozirkulation, die sich auf die Vorgänge der Filtration und Rückresorption nachhaltig auswirken.

Ganz zwangsläufig kommt es zur Ausbildung von **Ödemen**, die zunächst nur zeitweise vorhanden sind, dann aber an Ausdehung und Schwere zunehmen, so daß die Ausprägung der Ödeme ein Kriterium darstellt, die Schwere der chronisch-venösen Insuffizienz mit abschätzen zu können (☞ Stadieneinteilung).

Es kommen im weiteren chronischen Verlauf des Krankheitsbildes **Hautveränderungen** zustande, die ebenfalls durch die venöse Druckerhöhung hervorgerufen werden.

Die im kapillären Bereich sich auswirkende venöse Stauung führt zum Stauungserythem, welches bei längerem Bestehen und den fortgesetzten Stoffwechselstörungen der Haut insgesamt zum Stauungsekzem werden können. Erweiterte dunkel- bis schwarz-blaue kutane Gefäße am medialen und lateralen Fußrand werden sichtbar und als Corona phlebectatica paraplantaris bezeichnet. Diese Venenerweiterung ist bereits eines der ersten Symptome für eine nachhaltige venöse Abflußstörung.

Charakteristisch sind weiterhin als typisches Zeichen eines chronisch-venösen Stauungssyndroms **Pigmentierungen**, die die gesamte Zirkumferenz des Unterschenkels einnehmen können. Die venöse Stauung führt zu Erythrozytenextravasaten, wobei die Zellen dann im Interstitium aufgelöst werden. Das Eisen aus dem Hämoglobin wird als Hämosiderin irreversibel in der Haut abgelagert und bedingt die teilweise großflächigen **Pigmentablagerungen**, die nicht mehr reversibel sind.

Die chronischen Stauungszustände mit Ödembildung in der Haut führen nicht zuletzt wegen des erhöhten interstitiellen Druckes zu einer **Anregung von Bindegewebsbildungen**, die Fibrozyten werden aktiviert und es kommt zu einer Verdickung und Verhärtung, die sowohl die Kutis, Subkutis als auch die Fascia cruris mit in den Prozeß einbeziehen, so daß sich das Bild einer sogenannten **Dermatoliposklerose** entwickelt. Die Durchblutung und Ernährung der betroffenen Hautbezirke werden dadurch weiter verschlechtert, so daß das Endbild der chronisch-venösen Insuffizienz, das Ulcus cruris, entstehen kann. Im Bereich der nun schon sehr stark geschädigten Haut tritt mitunter die sogenannte **Atrophie blanche** auf.

Dabei handelt es sich um bizarr konfigurierte, elfenbeinfarbene atrophische Hautbezirke mit eingestreuten, stecknadelkopfgroßen, roten Papeln. Die Atrophie entsteht durch Obliteration kutaner Versorgunggefäße auf Grund entzündlich vernarbender Vorgänge, wobei die reaktiv entstehenden kapillären Angiome als die obengenannten kleinen Papeln imponieren.

Eine Atrophie blanche darf nicht mit einer Ulkusnarbe verwechselt werden, auch eine Atrophie blanche kann später ulcerieren und ist im Gegensatz zum Ulcus cruris äußerst schmerzhaft.

All die äußerlich sichtbaren klinischen Zeichen der chronisch-venösen Insuffizienz entstehen in einem langen, chronischen Krankheitsprozeß und dokumentieren so den langen Leidensweg des betroffenen Patienten.

1.4. Differentialdiagnostik

1.4.1. Ödeme

Bei der Entstehung der chronisch-venösen Insuffizienz kommt es relativ frühzeitig zum Auftreten von lokal begrenzten, meist am Knöchel beginnenden Ödemen, die über Nacht zunächst reversibel sind. Später bleiben auch über Nacht Restödeme vorhanden, so daß im weiteren Verlauf des chronischen Krankheitsbildes die Ödeme stets vorhanden sind.

Ödeme im Bereich der Extremitäten können auch durch andere Ursachen entstehen, so daß eine differentialdiagnostische Abgrenzung unbedingt erfolgen muß.

Für die Differentialdiagostik spielen

- Lokalisationen
- Ausdehung
- Konsistenz und
- Farbe

des Ödems eine wegweisende Rolle.

Schon an der Beinform können typische Unterschiede im Hinblick auf die Genese des Ödems festgestellt werden (☞ Abb. 1.7).

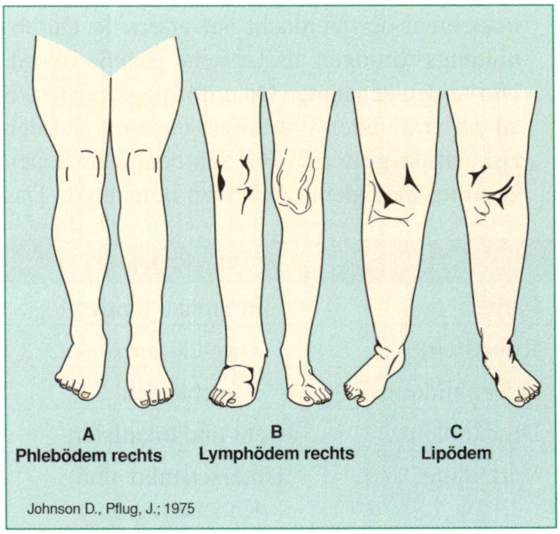

Abb. 1.7: Typische Beinkonfigurationen bei verschiedenen Ödemursachen. A. Phlebödem rechts, B. Lymphödem rechts, C. Lipödem (Johnson, D., Pflug, J., 1975).

- Die ***venös bedingten Ödeme*** sind anfänglich weich und verschwinden nach Hochlagerung der Beine. Häufig, besonders bei herabhängenden Beinen, ist eine leichte zyanotische Verfärbung zu erkennen. Das Ausmaß der venösen Ödeme (Phlebödem) hängt natürlich auch vom Ausmaß der Venenerkrankung ab, d. h. bei einem ausschließlichen Befall der Unterschenkeletage wird das Ödem auf diesen Bereich begrenzt bleiben. Bei Vorliegen einer Beckenvenenthrombose und ihrer Folgezustände ist meist das gesamte Bein gleichmäßig angeschwollen. Für die Differentialdiagnose ist wichtig, daß diese Ödeme eine zyanotische Verfärbung aufweisen können, die Konturen des Beines aber im wesentlichen erhalten bleiben
- Im Gegensatz dazu beginnt, besonders bei der primären Form des ***Lymphödems***, die Schwellung im Bereich der Zehen (Stemmer'sches Zeichen) und erfaßt danach den Fußrücken. Dieser schwillt deutlich an, was im Gegensatz dazu beim Phlebödem nicht der Fall ist. Die ödematöse Schwellung des Fußbereiches führt oft auch zu Problemen bei der Beschuhung. Später aszendiert das Ödem über Unterschenkel, Kniebereich bis zum Oberschenkel hin. Das Ödem ist anfänglich weich und sehr gut wegdrückbar. Typisch ist die teigige Konsistenz bei blasser Farbe der Haut (☞ Tab. 1.2). Dieses Ödem fühlt sich oft kalt an, so daß es manchmal der Verdacht auf arterielle Durchblutungsstörungen als Ursache geäußert wird. Die beiden genannten Ödemformen finden sich an der erkrankten Extremität und sind auf den zirkulationsgestörten Bereich begrenzt. Selten kommen die Ödeme an beiden Beinen vor. Das ist nur dann der Fall, wenn beide Beine in den entsprechenden Erkrankungsprozeß einbezogen sind. Es ist ausgesprochen selten, daß diese Ödemform in symmetrischer Ausdehnung vorkommt

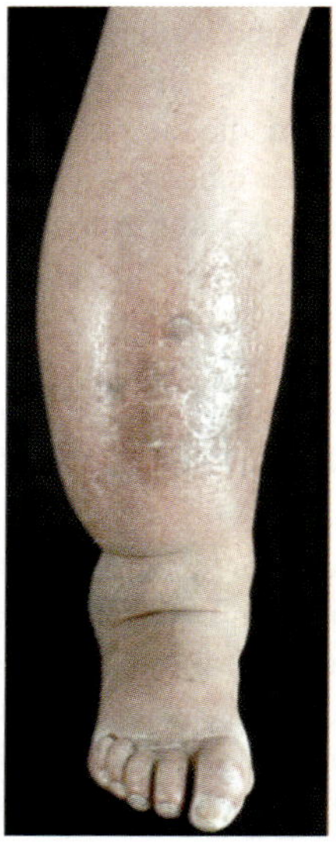

Abb. 1.8: Sekundäres Lymphödem nach rezidivierenden Erysipelen.

- Das sogenannte ***Lipödem*** oder die spongiöse Adipositas kommt symmetrisch vor und befällt dann beide Beine in bestimmten Beinregionen besonders deutlich, wobei das Fußskelett davon niemals befallen wird. Die Füße sind immer schlank und erst oberhalb des unteren Sprunggelenkes kommt es symmetrisch zu einer teigigen, sülzigen Anschwellung, die häufig auch deutlich schmerzhaft ist. Bei gleichzeitiger leichter zyanotischer Verfäbung spricht man auch von sogenannten Erythrocyanosis crurum

	Phlebödem	Lymphödem	Lipödem
Farbe	im Stehen livide	blaß	blaß
Konsistenz	weich-derb	derb	weich
Dellenbildung	vorhanden	vorhanden	fehlt
Druckdolenz	leicht und lokalisiert	fehlt	ubiquitärs
Verteilung	Unterschenkel und Knöchelregion	Fußrücken und Zehen mitbetroffen	Fußrücken und Zehen ausgespart
trophische Störungen	Induration, Hyperpigmentation, Ulcera (Stadien II und III)	Hyperkeratose und Warzenbildung	fehlen, zellulitische Knötchen

Tab. 1.2: Klinische Differentialdiagnostik wichtiger Ödemformen nach Bollinger und Franzek (1992).

puelarum. Häufig ist auch mit dem Lipödem eine Cellulitis vorhanden. Typisch sind beim Lipödem bestimmte Beinregionen besonders stark betroffen (☞ Abb. 1.9), was diffentialdiagnostisch mit herangezogen werden kann

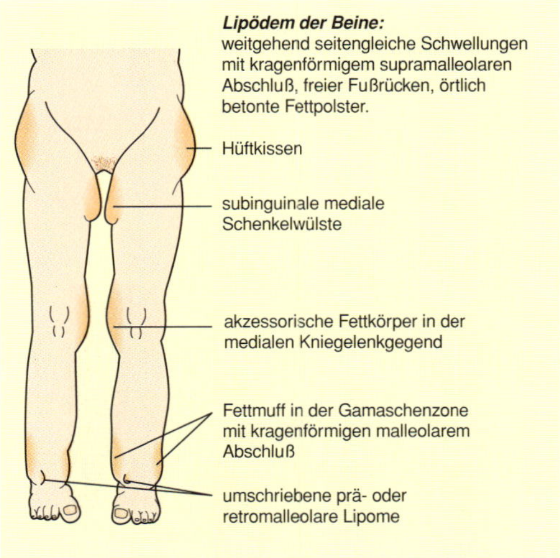

Abb. 1.9: Fettverteilungsmuster beim Lipödem nach Brunner (1982).

Regionäre Ödeme anderer Genese

Regionär begrenzte Ödeme kommen noch bei

- Arthropathien
- entzündlichen Ursachen
  - Erysipel
  - Phlegmone
  - Osteomyelitis
- Sudeck'scher Dystrophie (Reflexödem)

vor.

Symmetrische Ödeme, die nicht durch Erkrankungen im Extremitätenbereich bedingt sind, sind folgende (☞ Tab. 1.3):

Differentialdiagnostik symmetrischer Ödeme
• Ödem bei Rechtsherzinsuffizienz • Ödem bei Eiweißmangelzuständen - Nephrose - Lebererkrankungen - Marasmus • Ödem bei endokrinologisch bedingten Erkrankungen - Morbus Cusching - Myxödem • allergisch-hyerallergische Ödeme - Quinkesches Ödem - Nephritis • Ödem bei Mineralhaushaltsstörungen, besonders bei Hypokaliämie

Tab. 1.3: Differentialdiagnostik symmetrischer Ödeme, die nicht durch Erkrankungen im Extremitätenbereich bedingt sind.

1.4.2. Ulcus cruris

> Das Ulcus cruris stellt die schwerste Form der chronisch-venösen Insuffizienz dar.

Die Ulzerationen treten nach einem langen Krankheitsverlauf auf, wobei die zirkulationsbedingten Folgeerscheinungen im Bereich der Haut zu dem Gewebsuntergang geführt haben.

In der Häufigkeit stehen die venösen Ulzerationen am Bein eindeutig an der Spitze (☞ Tab. 1.4).

Ulcus cruris		
Ulcus cruris venosum *90 %*		andere Ulcus-Ursachen *10 %*
Ulcus cruris postthromboticum	*70 %*	• U. arteriosum • U. infectiosum • U. posttraumaticum • U. neoplasticum
Ulcus cruris varicosum	*30 %*	

Tab. 1.4: Häufigkeiten einzelner Ulcusursachen.

Differentialdiagnostisch spielt schon die **Lokalisation** des Ulcus cruris am Bein eine Rolle, wobei hauptsächlich die venös bedingten Ulzerationen medial und oberhalb des oberen Sprunggelenkes angesiedelt sind. Alle anderen Ulkuslokalisationen müssen besonderer differentialdiagnostischer Aufmerksamkeit unterzogen werden, da in diesen

Fällen auch andere zum Ulkus führende Ursachen vorhanden sein können (☞ Abb. 1. 10.).

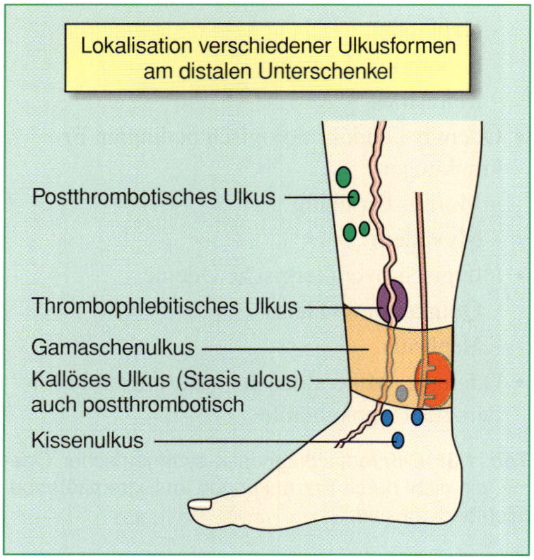

Abb. 1.10: Lokalisation verschiedener Ulkusformen am distalen Unterschenkel.

Das Ulcus cruris venosum in seiner typischen Lokalisation muß dahingehend weiter differenziert werden, ob es sich hierbei um eine auschließlich varikös bedingte chornisch-venöse Insuffizienz handelt, oder ob ein sogenanntes Ulcus cruris postthromboticum die Ursache für die Geschwürsbildung darstellt.

Wenn auch primär mittels Kompressionstherapie beide Ulkusformen effektiv behandelt werden müssen, so wird man doch beim varikös bedingtem Ulcus cruris Überlegungen anstellen, ob in der Umgebung des Ulcus cruris eine Sklerosierung der hauptsächlich für das Ulkus auslösenden Gefäßregion eine schnellere Heilung nach sich zieht.

Auch die operative Varizentherapie nach Abheilen des Ulcus cruris spielt dabei eine große Rolle, um weitere Rezidive des chronischen Venenleidens verhindern zu können.

Bei postthrombotisch bedingten Ulcus cruris kämen diese aktiveren Behandlungsmaßnahmen weniger in Betracht.

- Das ***varikös bedingte Ulcus cruris*** ist in der Regel flach und meist in der Ausdehnung nicht sehr groß, die Schmerzhaftigkeit ist relativ gering, und es finden sich in der erkrankten Extremität die verschiedensten varikösen Veränderungen in größerem Umfange, wobei hier auch andere Zeichen der chronisch-venösen Insufizienz (Hyperpigmentation, Stauungsekzem) auf das variköse Grundleiden hinweisen
- Die trophischen Störungen bei ***postthrombotisch bedingten Venenerkrankungen*** sind in ihrer Ausdehnung meist größer und ziemlich schmerzhaft, auch sind die Ulzerationen oft tiefer und heilen langsamer

Abzugrenzen von den rein venösen Ulzerationen ist das sogenannte *Ulcus arteriosum* (☞ Abb. 1.11), welches auch verschiedene Ursachen aufweisen kann.

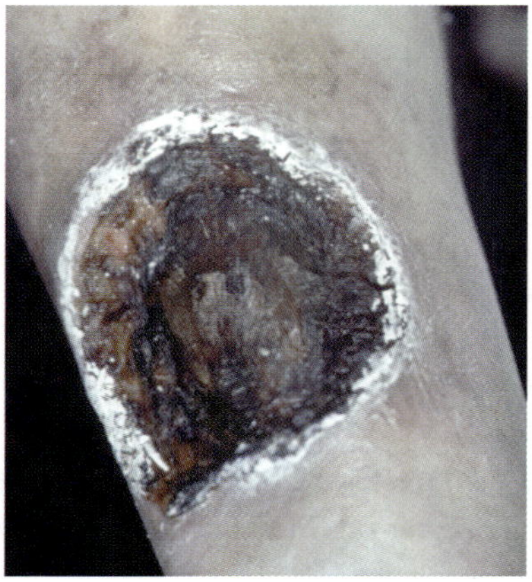

Abb. 1.11: Ulcus cruris arteriosum. Man erkennt deutlich die trockenen, schwarzen Nekrosen und die daruter liegende Muskulatur.

Liegt eine **Arteriosklerosis obliterans** im Stadium IV nach FONTAINE vor, treten zyanotische bzw. schmerzlich nekrotische Hautpartien auf, die besonders nachts mit erheblichen Schmerzen einhergehen. Die **Zeichen der arteriellen Durchblutungsstörungen** im Hautbereich (Hautatrophie, Haarverlust und Zyanose) sind deutlich zu erkennen.

Dieser Extremitätenbereich ist deutlich kälter als die anderen Körperregionen, periphere Pulse sind nicht tastbar. Bei vorliegenden Ulzerationen im Extremitätenbereich muß immer eine arterielle Gefäßdiagnostik mit erfolgen, um arteriell bedingte Ulzerationen, die einer völlig anderen Behandlung bedürfen, differentialdiagnostisch abzugrenzen.

Sind Ulzerationen bereits bei jüngeren Patienten vorhanden, muß auch an eine **Endangiitis obliterans** gedacht werden. Hier sind die Ulzerationen besonders im akralen Bereich zu finden, sie sind sehr schmerzhaft und in etwa 30 % der Fälle sind hier schon Thrombophlebitiden in der Vorgeschichte vorhanden.

Weiterhin müssen **entzündlich hyperallergische Angitiden** als Ursache für die vorhandenen Ulzerationen abgegrenzt werden. Auch hier besticht die starke Schmerzhaftigkeit der Ulzerationen. Sind sie disseminiert im Extremitätenbereich verteilt, ist die Verdachtsdiagnose "Vaskulitis" zu stellen und weiter abzuklären. Ulzerationen bei der diabetischen Mikroangiopathie sind relativ häufig und von ihrer Genese her arteriellem Ursprungs.

Neben dem Ausschluß venöser Erkrankungen muß hier sehr sorgfältig, auch das **neuropathisch bedingte Ulkus** abgegrenzt werden, um die therapeutischen Maßnahmen der Ulkusgenese gerecht anwenden zu können.

Seltener, aber oft schwierig zu behandeln, sind **Ulzera gemischt vaskulärer Genese**, wie z. B. bei arteriell-venösen Fisteln, bei ulzerierenden Dysplasien oder bei Tumoren der Blutgefäße. Hier sind eine sehr große Erfahrung und vielfältige differentialdiagnostische Abgrenzung notwendig, um einen effektiven Behandlungsweg zu finden.

Gemischt vaskulärer Genese sind auch **akrale Verschlußsyndrome**, die bei Blutveränderungen (Kälteagglutinin-Krankheit, Makroglobulinämie) vorkommen können.

Ulzerationen infektiöser Genese sind nicht sehr häufig, müssen natürlich dann entsprechend der Genese der Grundkrankheit behandelt werden. Hierbei handelt es sich um Ulzerationen, die bei Osteomyelitis (Fistelulkus), beim Erysipel, bei der Pyodermie, aber auch bei chronischen Infektionserkrankungen, wie der Tuberkulose auftreten können.

Nicht zu vergessen sind auch die **Ulzerationen bei spezifischen Erkrankungen,** wie der Lues und bei einer ganzen Reihe von Tropenkrankheiten, die heute auch in Europa durchaus häufiger vorkommen können.

Wichtig sind die **trophoneurotischen Ulzerationen**, also Hautdefekte, die durch primär neurologische Erkrankungen ausgelöst werden. Die diabetische Neuropathie sei in diesem Zusammenhang nochmals erwähnt, aber auch Rückenmarkserkrankungen, die Myelodysplasie oder starke Wurzelaffektionen können in seltenen Fällen auch zu neurotisch bedingten Ulzerationen führen.

Bei speziell dermatologischen Erkrankungen, wie

- Dermatitis atrophicans
- toxische epidermale Nekrolyse

aber auch bei

- Malignomen im Bereich der Haut
  - Basaliom
  - Melanom

sind Ulzerationen möglich, die im Rahmen der Differentialdiagnose unbedingte Beachtung finden müssen.

1.5. Pathogenese

1.5.1. Störung der Makrozirkulation

Unabhängig, ob die Venenerkrankung durch

- Einengung bzw. Verschluß bestimmer Venenabschnitte (***Thrombose***)

oder durch eine über längere Zeit entstehende

- Erweiterung des Venensystems (***Varikose***)

entstanden ist, bilden sich in Folge hämodynamische Störungen im Bereich der Makrozirkulation aus.

> Diese Störungen sind dadurch charakterisiert, daß der venöse Rückstrom beim Gehen mit Betätigung der Muskel- und Gelenkvenenpumpen im Gegensatz zum Gesunden keinen ausreichenden Druckabfall in den distalen Venenbereichen hervorruft. Es kommt also zu einer venösen Druckerhöhung, die zunächst zeitweise (ambulatorisch) vorhanden ist. Im Laufe des Krankheitsprozesses nehmen jedoch die Abschnitte mit einer venösen Druckerhöhung ständig zu, so daß im Kapillarsystem, besonders am venösen Schenkel eine Druckreduzierung kaum noch vorhanden ist.

Die chronische venöse Hypertension ist die pathogenetische Ursache, die den weiteren Verlauf der Venenerkrankung ganz entscheidend beeinflußt.

1.5.2. Störungen der Mikrozirkulation

Die Folge der ambulatorischen venösen Hypertonie spielt sich im Bereich der Mikrozirkulation ab. Es kommt zunächst zu einer Verschiebung im arterio-venösen Druckgradienten im Kapillarbereich, da von der venösen Seite her die Duruckerhöhung dazu führt, daß die Differenz zwischen dem arteriellen Kapillarschenkel und dem venösen Kapillaranteil deutlich geringer wird und damit die Geschwindigkeit der Kapillardurchblutung deutlich abnimmt. Diese verminderte Strömungsgeschwindigkeit führt zu einer Erhöhung der Blutviskosität im kapillären Stromgebiet, was zum Beispiel

- erythrozytäre Sludgebildungen
- leukozytäre Marginationen und schließlich auch
- Leukozytenadhäsionen an der Kapillarwand

zur Folge haben kann.

Diese erste Phase der Leukozyten-Endothel-Interaktion leitet weitere pathologische Mechanismen ein, die das komplexe Bild dieser chronischen Venenerkrankung vorantreiben (*Marshall,* 1994).

1.5.3. Störungen im Interstitium

Die im Rahmen des pathogenetischen Prozesses entstehenden Veränderungen im Interstitium sind sehr komplexer Natur.

Man kann einmal zelluläre Vorgänge unterscheiden, die mit der Leukozyten-Endothel-Interaktion im Bereich der Mikrozirkulation beginnen. Es kommen dann entsprechende Reaktionen der Makrophagen im Interstitium hinzu, so daß sich Vorgänge entwickeln, die einer chronischen Entzündung gleichkommen.

Die Endothelschädigung führt

- zu einer verstärkten Plasma-Eiweißexsudation
- zu einer Erythrozytendiapedese und
- zu leukozytärer Emigration in das perivaskuläre Gewebe

Die durch den erhöhten venösen Kapillardruck verminderte Rückresorption von interstitieller Flüssigkeit führt zwangsläufig zu den entsprechendem **Ödem im Interstitium**, welches durch die molekulare Eiweißansammlung noch weiter verstärkt wird.

Die im weiteren Verlauf auftretenden Zell- und Membranschäden führen zur Freisetzung von **lysosomalen Enzymen**, wie z. B. Kollagenasen, Elastase und Phospholipasen, die wiederum im Interstitium verschiedene chemische Reaktionen nach sich ziehen.

Weiterhin kommen sogenannte **reaktive Sauerstoffradikale** in diesem anoxisch geschädigten Gewebe zustande, die eine ganze Reihe von zellulären Reaktionen bedingen.

Wichtige Vorgänge dabei sind die **pathogene Fibroplastenproliferationen**, die zu einer Vermehrung der bindegewebigen Faserstrukturen führen. Weiterhin sind bemerkenswert die **Ablagerungen von Fibrinanteilen**, besonders um die geschädigten Kapillaren herum (Fibrin-Manschetten), die selbstverständlich zur weiteren Verschlechterung der Stoffwechselsituation im erkranktem Gewebe führen. Die **Ablagerungen von Hämosiderin** aus dem im Interstitium aufgelösten Erythrozyten wurde bereits schon erwähnt und ist auch äußerlich bei dem Patienten deutlich sichtbar.

> Insgesamt führen all diese Vorgänge zu einer deutlichen Verhärtung des Gewebes mit vermehrter Faserbildung, Einlagerung von Eisenanteilen sowie auch zur Ablagerung von Lipoiden, die dann das Gesamtbild einer Dermatoliposklerose ausmachen.

1.5.4. Störungen der Lymphzirkulation

Die Störungen der Mikrozirkulation im kapillären Bereich mit der Druckerhöhung im venösen Kapillarschenkel, der daraus folgenden schlechteren Rückresorptionen von Flüssigkeitsanteilen in diesem Bereich und der damit verbundenen Flüssigkeitszunahme im Interstitium führen dazu, daß auch die in diesem Bereich befindlichen Lymphgefäße eine wesentlich höhere Transportleistung erbringen müssen. Solange die lymphpflichtigen Substanzen über den lymphatischen Kapillarschenkel abtransportiert werden können, bleiben die Ödeme gut kompensiert und treten nur unter bestimmten Belastungen und zeitweise auf.

Die mikrovasculäre Permeabilitätsstörung führt zu einer Erhöhung des Eiweißanteiles im interstitiellen Bereich, so daß auch eine Überlastung der

Lymphzirkulation in der Folge auftritt. Die bereits geschilderten vielfältigen entzündungsähnlichen Reaktionen im Interstitium tragen weiterhin dazu bei, daß eine erhebliche Belastung der Lymphzirkulation immer in diesem Krankheitsprozeß einbezogen ist, so daß man eigentlich korrekter Weise von einer chronisch-veno-lymphatischen Insuffizienz sprechen muß.

1.6. Sonderformen

1.6.1. Dermatoliposklerose

Die Dermatoliposklerose tritt bei chronischen-venösen Stauungszuständen im Schweregrad II der chronisch-venösen Insuffizienz auf.

Es handelt sich hierbei um entzündliche Veränderungen und Verhärtungen im Bereich des distalen und medialen Unterschenkels.

Da vorwiegend Frauen in der Menopause befallen werden, spielen möglicherweise auch Hormonschwankungen in der Pathogenese dieser speziellen Form der chronisch-venösen Insuffizienz eine Rolle.

Die entzündlichen Veränderungen zeigen sich in Form von roten schmerzhaften, teilweise auch ödematösen Verdickungen, die eine deutliche Tendenz zur Ausbreitung haben (☞ Abb. 1.12).

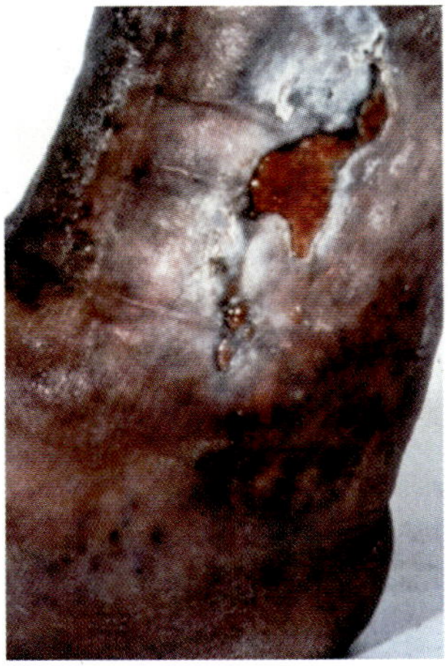

Abb. 1.12: Dermatoliposklerose mit Ulcus cruris.

Die Patienten klagen über Schmerzen in diesen Bereichen.

Neben den äußerlich sichtbaren Veränderungen (*Wienert* 1993) ergeben die histologischen Untersuchungen eine aus Kollagen und teilweise hyalinisiertem Bindegewebe bestehende Narbenplatte, in der sich chronische Entzündungsherde, Fettgewebsnekrosen, gelegentlich auch Verkalkungen und Verknöcherungen finden lassen.

Besonders gefürchtet ist das Auftreten eines Ulcus in einem induriertem Bezirk, da hier besonders ungünstige Bedingungen für eine Abheilung der Ulcerationen bestehen.

1.6.2. Arthrogenes Stauungssyndrom (*Hach*, 1983)

Für den venösen Rückfluß aus den Beinen ist die Funktionsfähigkeit der Waden-Muskel-Pumpe von ganz entscheidender Bedeutung. Kommt es zu Verletzungen, Arthrosen oder anderen Veränderungen mit Störungen in der Beweglichkeit im oberen Sprunggelenk, so wird die Effektivität der Waden-Muskel-Pumpe stark herabgesetzt. Es kann auch bei schon vorhandenem Ulcus cruris auf Grund einer chronisch-venösen Insuffizienz, wenn sich dieses in Knöchelnähe befindet, zu einer immer stärkeren Schonhaltung zur Verhinderung des Ulkusschmerzes kommen, so daß bei längerem Krankheitsverlauf hier die Inaktivität im Sprunggelenk zu einer funktionellen Versteifung führen kann.

Ist dieser Zustand eingetreten, so ist es nicht ohne weiteres möglich, eine Abheilung des Ulcus cruris durch eine Kompressionstherapie allein zu erzielen, sondern hier müssen parallel dazu, nach entsprechender Schmerzbehandlung im Ulkusbereich, durch eine schrittweise Mobilisierung der Gelenkfunktion auch wieder eine Aktivierung und eine Wirksamkeit der Waden-Muskel-Pumpe hergestellt werden.

Für eine aktive Mobilisierung im Sprunggelenk bedarf es einer sehr guten Mitarbeit des betroffenen Patienten.

1.7. Literaturverzeichnis

Bollinger, A., Franzek, U. K. (1992). Das dicke Bein. Dtsch. med. Wschr. 117 : 541-548

Brunner, U. (1982). Vaskuläre Erkrankungen beim Lymphödem der Beine. Schweiz. med. Wschr. 112 : 1130-1137

Hach, W., Langer, Ch., Schirmers, U. (1983). Das arthrogene Stauungssyndrom. VASA 12 : 109-116

Johnson, D., Pflug, J. (1975). Das geschwollene Bein. Klett, Stuttgart

Kappert, A. (1987). Lehrbuch und Atlas der Angiologie. 12. Aufl. H. Huber, Bern

Marshall, M. (1987). Praktische Phlebologie. Springer Berlin

Marshall, M., Wüstenberg, P. (1994). Klinik und Therapie der chronischen venösen Insuffizienz. G. Braun, Karlsruhe

Partsch, H. (1995). Klassifizierung und Bewertung der chronischen Venenerkrankungen der unteren Extremitäten. Phlebol. 24 : 125-129

Petter, O. (1978). Organisation und Aufgaben der interdisziplinären phlebologischen Betreuung. Dermatol. Mschr. 164 : 216-222

van der Molen, H. (1957). Über die chronische venöse Insuffizienz. Verh. Dtsch. Ges. Venenerkankungen, Schattauer Stuttgart

Widmer, L. K. (1978). Venenerkrankungen : Häufigkeit und sozialmedizinische Betreuung (Baseler Studie III). H. Huber, Bern

Wienert, V. (1993). Beinveneninsuffizienz. Schattauer Stuttgart

Erkrankungen des oberflächlichen Venensystems

2. Erkrankungen des oberflächlichen Venensystems

2.1. Chronisch-dilatierende Venenerkrankungen

2.1.1. Primäre Varikosis

2.1.1.1. Ursachen

Die primäre Varikosis ist eine konstitutionell bedingte, degenerative Venenerkrankung, die mit einer umschriebenen Atrophie der Venenwandmuskulatur und einer damit verbundenen Kollagenvermehrung in der Venenwand einhergeht. Die **Venenklappen** sind in diesem Degenerationsprozeß mit einbezogen und haben wegen ihrer hämodynamischen Funktion eine besondere Bedeutung für das Fortschreiten und die Ausdehnung dieser Erkrankung.

Die zunehmende Fibrosierung führt zu einem Verlust der elastischen Wandeigenschaften der Venen, die in Umfang und Länge ein unterschiedliches Ausmaß annehmen können.

In jedem Falle wird durch diese Wandinstabilität eine Dehnung der Venenwand unter bestimmten, den Venendruck erhöhenden Bedingungen besonders wirksam, was gleichzeitig die Schlußunfähigkeit der Venenklappen in dem betroffenen Bezirk unterstützt.

Die primäre Varikosis beginnt im 2. und 3. Lebensjahrzehnt. Epidemiologische Untersuchungen konnten zeigen, daß schon bei Kindern und Jugendlichen eine bemerkenswert hohe Prävalenz für eine Varikosis besteht (*Schultz-Ehrenburg*, 1989).

2.1.1.2. Risikofaktoren

Viele Einzelfaktoren sind bekannt geworden, die diesen allgemeinen Krankheitsprozeß beeinflussen können und deren Bedeutung beim jeweiligen Patienten sehr unterschiedlich wirksam werden kann. Gerade deshalb muß alles getan werden, um einer drohenden Venenerkrankung entgegen zu wirken.

Nach der *Münchner Venenstudie* (Marshall, 1987) unterscheidet man neben eigentlichen Risikofaktoren sogenannte "aggravating factor" als Umstände, die eine Weiterentwicklung der Venenerkrankung beim entsprechenden Patienten besonders begünstigen (☞ Tab. 2.1).

Risikofaktoren für periphere Venenerkrankungen
• Alter
• Hernienneigung (m)
• (Übergewicht) (w)
• stehende Berufsausübung
• erbliche Diposition
• Senk-Spreizfüße (w)
• (Zahl der Geburten)
(...) = "aggravating factor"

Tab. 2.1: Risikofaktoren für periphere Venenerkrankungen.

In über 70 % der Venenerkrankungen spielen **Erbfaktoren** die Hauptrolle. Ein dominanter Erbgang wird als nicht unwahrscheinlich angesehen, ist jedoch bisher nicht bewiesen.

Der Risikofaktor **Übergewicht** ist bei Frauen von wesentlich größerer Bedeutung als bei Männern. Die Adipositas muß im Einzelfall unterschiedlich bewertet werden. Es kann jedoch angenommen werden, daß sie für eine Beteiligung der Leitvenen und dem zunehmenden Venenklappenverlust mit verantwortlich ist.

Die Varikoseprävalenz bei Berufen mit vorwiegend **stehender Tätigkeit** ist etwa fünf bis sieben mal höher. Die Erfassung berufsbedingter Venenbelastungen ist für die Behandlung der chronischen Venenerkrankungen von besonderer Bedeutung.

Frauen mit einer oder mehreren **Schwangerschaften** entwickeln früher und ausgeprägter eine Varikosis. Geht man davon aus, daß etwa 21 % der Frauen ohne Kind Varizen bekommen, so sind es bei Frauen mit einem Kind etwa 34 % und bei zwei Kindern ca. 42 % der Frauen, die diese Erkrankung ausbilden.

Das **Lebensalter** wird als eines der wichtigen Risikofaktoren für eine Venenerkrankung in vielen Studien angeführt. Geht man davon aus, daß die degenerativen Wandveränderungen in den Venen, die meist genetisch bedingt sind, einen der wesentlichen morphologischen Ursachen darstellen, muß zwangsläufig mit zunehmenden Lebensalter die Wahrscheinlichkeit der Erkrankung an einem Venenleiden zunehmen.

Je länger die hämodynamischen Belastungen bei den einzelnen Menschen bestehen, je ausgedehnter werden die Einflüsse auf die degenerativ vorgeschädigte Venenwand und damit zwangsläufig auch die Wahrscheinlichkeit der Erkrankung und die mit dem Alter zunehmende Ausdehung des Venenleidens.

2.1.1.3. Klinik

Die Patienten mit einer Varikosis können sehr unterschiedliche Beschwerden angeben.

Es ist gar nicht selten, daß selbst bei einer ausgedehnten Varikosis der Beine oft keine Symptome, außer den sichtbaren Venenveränderungen unterschiedlichen Ausmaßes angegeben werden. Besteht die Varikosis über viele Jahre, dann stellt sich oft ein Schweregefühl der Beine oder sogenannte "müde Beine" als Hauptbeschwerden ein.

Die Patienten klagen mitunter über ein Spannungsgefühl oder bei längerem Stehen über ein sogenanntes "Berstungsgefühl", welches durch die Dehnung der Venenwand über längere Abschnitte im Beinbereich zustande kommen kann.

Für die Beurteilung des varikösen Gefäßleidens sind die äußerlich sichtbaren Venenveränderungen in ihrer Anordnung, in ihrer Ausdehnung und in den dadurch erzeugten Folgezuständen von ganz entscheidender Bedeutung.

Bei über vielen Jahren bestehenden Varizen kann es im Laufe des Tages, besonders im Knöchelbereich zum Auftreten von **Beinödemen** kommen.

Je nach Form, Ausmaß und Durchmesser der befallenen Venenabschnitte werden verschiedene Formen der Varikosis unterschieden:

Besenreiservarizen

Besenreiservarizen sind intradermale Mikrovarizen, die netz-, arkaden- oder pinselförmig um eine Nährvene angeordnet sind; auch stern-, strahlen- oder fächerförmige Muster dieser Venenektasien kommen sehr häufig vor. Sie sind von hellroter bis dunkelroter Farbe (☞ Abb. 2.1+2).

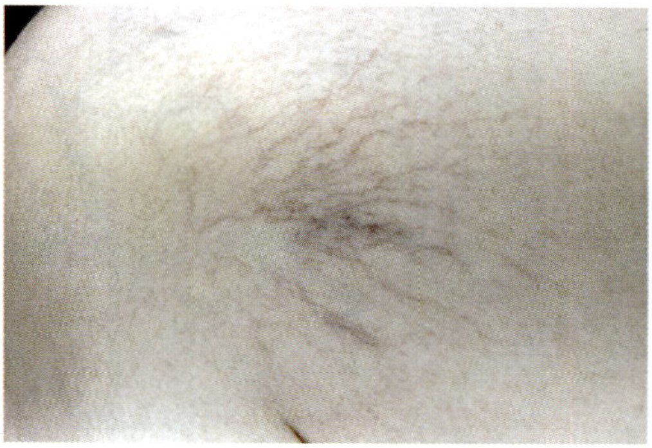

Abb. 2.1: Besenreiservarizen.

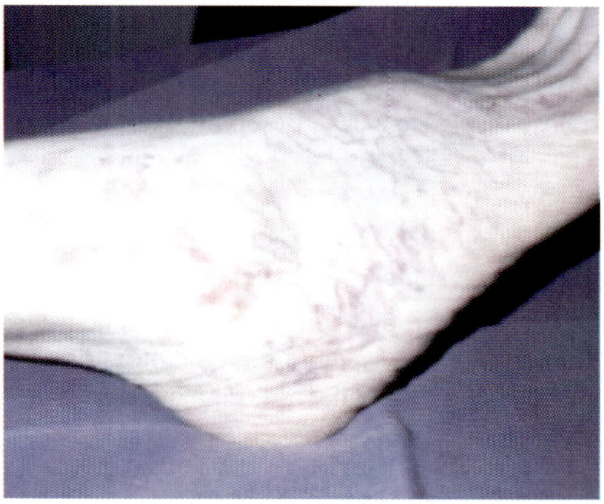

Abb. 2.2: Besenreiservarizen am lateralen Fußrand.

Im Gegensatz zu Teleangiektasien lassen sich die Besenreiservarizen durch Druck nicht mehr vollständig entleeren. Man findet sie sehr häufig an der Innenseite des Unterschenkels, an der Vorder- und Außenseite des Oberschenkels sowie an den Fußrändern.

Zusammen mit retikulären Venenerweiterungen unterhalb des Knöchels und im Bereich des Fußrückens werden sie auch als Corona phlebectatica paraplantaris (☞ Abb. 2.3) bezeichnet.

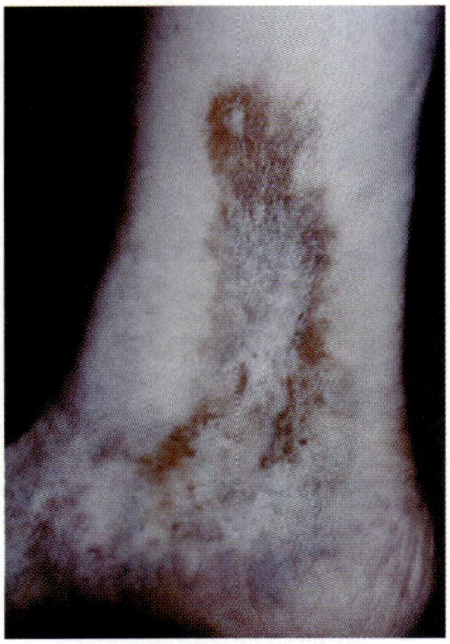

Abb. 2.3: Corona phlebectatica paraplantaris und andere Zeichen der chronisch-venösen Insuffizienz.

Einzelne Besenreiser haben keine hämodynamische Bedeutung, sie verursachen keine chronischvenöse Insuffizienz. Die Besenreiser besitzen vorwiegend als ästhetisches Problem eine gewisse Relevanz.

Ausgeprägte Besenreiser gehen häufig mit einer tiefen Leitveneninsuffizienz einher.

Zu beachten ist, daß beim Versuch kosmetischer Eingriffe (zum Beispiel Laserverödung) noch unschönere Restzustände mit Pigmentierungsanomalien zurückbleiben können.

Retikuläre Varikosis

Retikuläre Varizen sind netzförmig verlaufende, durch die Haut scheinende Venenektasien, die in den oberen Schichten der Subkutis liegen und unterschiedlich große, meist zusammenhängende Netze bilden.

Sie haben einen Durchmesser von 2 - 5 mm bei sehr gleichmäßigem Kaliber, sind nicht oder nur gering über dem Hautniveau prominent und zeigen eine dunkelblaue Farbe (☞ Abb. 2.4).

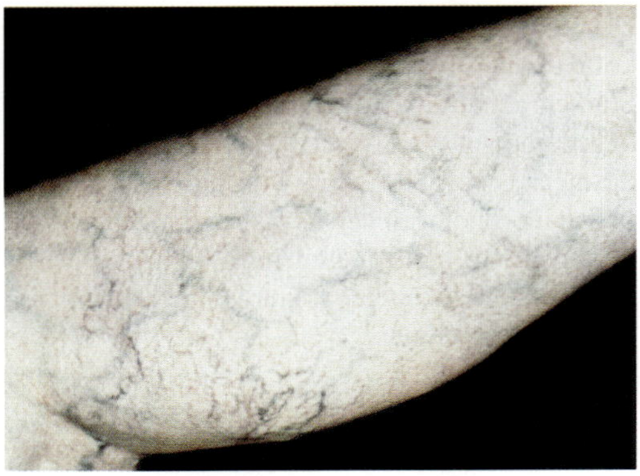

Abb. 2.4: Retikuläre Varikosis.

Häufig findet sich die retikuläre Venenzeichnung im Bereich des Unterschenkels und im lateralen Oberschenkelbereich.

Die retikulären Varizen besitzen keine hämodynamische Bedeutung. Sie führen nur selten zum Gefühl der schweren Beine. Mit zunehmenden Alter zeigen sie eine deutliche Progredienz. Gelegentlich können die retikulären Varizen rupturieren und führen dann zu einem subkutanen Hämatom.

Stammvarikosis

Mit diesem Begriff werden Varizenerkrankungen der Vena saphena parva (☞ Abb. 2.6) bzw. Vena saphena magna (☞ Abb. 2.7) als den beiden Hauptstämme der epifascialen Venen im Bereich der unteren Extremitäten zusammengefaßt. Sie stellen damit die **Hauptformen der epifascialen Leitveneninsuffienz** dar.

Die komplette Stammvarikose entwickelt sich progredient und descendierend von der Mündungsklappe der Vena saphena magna bzw. parva ausgehend nach distal.

> Es handelt sich dabei um komplexe Vorgänge mit Elastitätsverlust der Venenwand und fortschreitenden degenerativen Umbauvorgängen, die eine Klappeninsuffizienz mit einbeziehen. Die Varikosis ist gekennzeichnet durch stark erweiterte sackartige, geschlängelte bzw. knollenförmige Erweiterung der subkutanen Anteile der Vena saphena magna, die im Stehen besonders hervortreten (☞ Abb. 2.5). Sehr häufig ist sie kombiniert mit einer Insuffizienz verschiedener Perforansvenen.

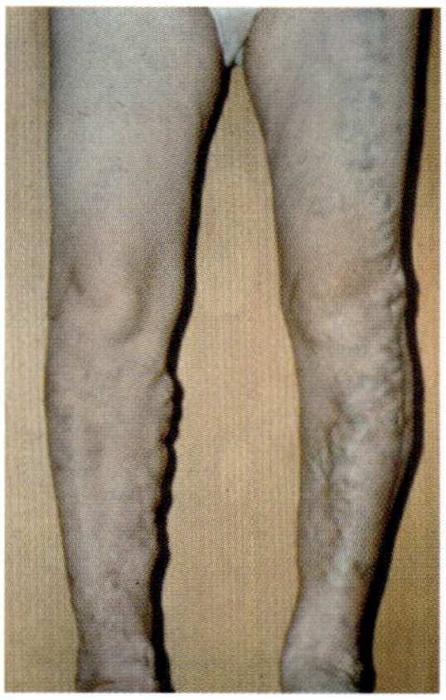

Abb. 2.5: Stamm- und Seitenastvarikosis am linken Bein, inkomplette Stammvarikosis rechts.

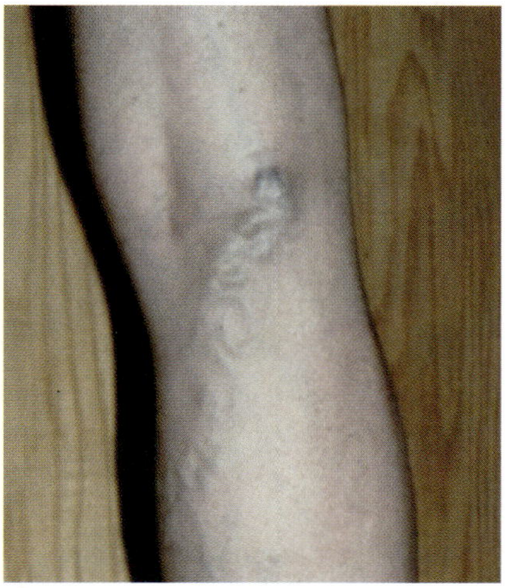

Abb. 2.6: Stammvarikosis mit typischem Blow out der V. saphena parva.

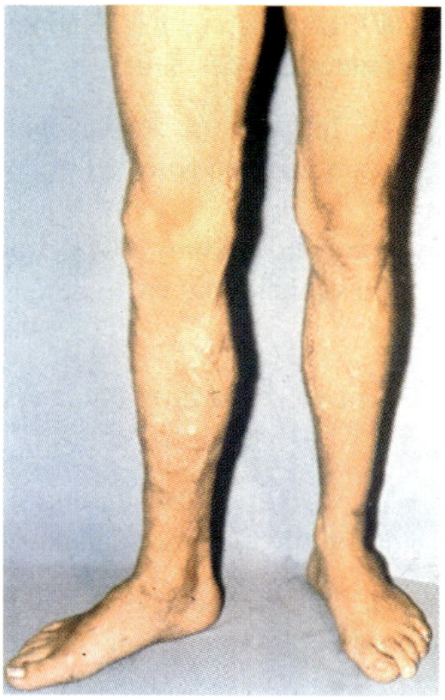

Abb. 2.7: Stammvarikosis der V. saphena magna rechts.

Bei der **kompletten Stammveneninsuffizienz der Vena saphena magna** werden vier Stadien nach *Hach* (1982) unterschieden (☞ Abb. 2.8).

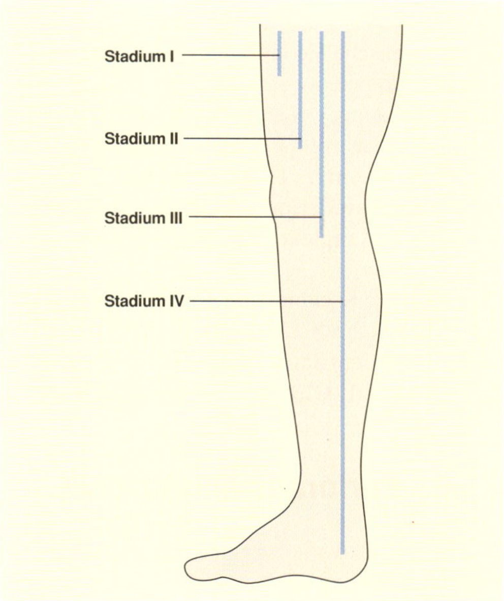

Abb. 2.8: Schematische Darstellung der Stadien einer Stammvarikose nach Hach.

- *Stadium I*: Insuffizienz der Mündungsklappe (Krosse)
- *Stadium II*: Insuffizienz der Klappen von der Leiste bis oberhalb des Knies

- *Stadium III*: Insuffizienz der Klappen von der Leiste bis unterhalb des Knies
- *Stadium IV*: Insuffizienz der Klappen von der Leiste bis zum inneren Knöchel

Analog werden bei der **kompletten Stammvarikose der Vena saphena parva** drei Stadien unterschieden:

- *Stadium I*: Insuffizienz der Mündungsklappenregion
- *Stadium II*: variköser Erweiterung bis in den Bereich des mittleren Unterschenkels
- *Stadium III*: Insuffizienz des gesamten Stammes bis in die Region des Außenknöchels

Von einer inkompletten Stammvarikose spricht man, wenn der Mündungsabschnitt intakt ist (Ultraschall-Doppleruntersuchung) und der sogenannte proximale Insuffizienzpunkt, an dem der pathogenetische Vorgang der Varizenbildung beginnt, sich auf eine tiefere Ebenen verlagert hat.

Der anatomische Verlauf im Einzelfall ist sehr variabel und kann entweder über einen Seitenast zur Mündungsklappe gehen oder über eine Perforansvene, die etwas weiter distal das Blut in die Tiefe zur Vena femoralis leitet. Deshalb spricht man auch von einem Perforanstyp bzw. einem Seitenasttyp der inkompletten Stammvarikose.

Eine wichtige Kombinationsform am Unterschenkel stellt eine direkte Verbindung der Vena saphena parva mit dem Stamm der Vena saphena magna dar und wird als **Giacomini-Vene** bezeichnet.

2.1.2. Perforansinsuffizienzen

Eine Perforansvarikose entsteht in Folge der Schlußunfähigkeit der Venenklappe in einer Vena perforans und führt zu varikösen Degenerationen der an dieser Vene angeschlossenen Zuflußvenen.

Die klinisch wichtigen und häufig auftretenden insuffizienten Perforansvenen werden nach ihren Beschreibern mit Eigennamen benannt (☞ Abb. 2.9).

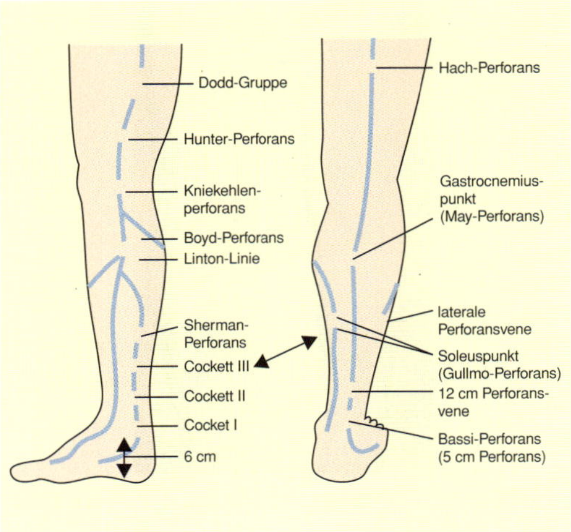

Abb. 2.9: Übersicht über die wichtigsten Perforansvenen. **links**: mediale Seite des Ober- und Unterschenkels, **rechts**: latero-dorsale Seite des Unterschenkels.

Am stehenden Patienten sind insuffiziente Venae perforantes am sogenannten "Blow out", einer kuppelförmigen Vorwölbung der Haut, zu erkennen. Im Liegen ist bei entsprechender Palpation ein Defekt im subcutanen Fettgewebe zu tasten, die sogenannte Fascienlücke.

Manchmal weisen auch umschriebene Pigmentierungen oder ekzematöse Hautveränderungen auf die Lokalisation einer insuffizienten Perforansvene hin.

Nicht selten ist eine Stammvarikose mit verschiedenen Perforansveneninsuffizienzen verbunden, so daß individuell sehr unterschiedlich auftretende Formen vorhanden sind.

Auf Grund des klinischen Bildes wird eine insuffiziente Vena perforans nur etwa 60 % der Fälle diagnostiziert (*Lechner*, 1988). Die Anwendung apparativer Untersuchungsmethoden kann die diagnostische Treffsicherheit wesentlich erhöhen.

2.1.3. Sekundäre Varikosis

Von einer sekundären Varikosis spricht man, wenn nach einem thrombotischen Verschluß einzelner Abschnitte der tiefen Venen im Unterschenkel oder Oberschenkel sekundär Erweiterungen der oberflächlichen Venen entstehen. Da das Blut über die tiefen Venen in Folge der Thrombose nicht mehr abfließen kann, kommt es zu einer deutlichen Druckerhöhung im tiefen Venensystem, was zur Insuffizienz einzelner Perforansvenen führt.

Damit kann das Blut aus dem tiefen Venensystem über die insuffizienten Venae perforantes in die oberflächlichen Leitvenen gelangen und von dort aus erfolgt der Abfluß nach proximal in den Körper. Je größer die abfließende Blutmenge ist, um so mehr erweitern sich sekundär die oberflächlichen gesunden Venen, und es kommt zum Bild der sekundären Varikose.

Im Unterschied zur primären Varikose sind hier die Venen selbst nicht degenerativ verändert. Es sind keine fibrotischen Strukturveränderungen vorhanden, so daß die sekundäre Varikose sich an einem morphologisch primär nicht verändertem Venensystem entwickelt.

Ist die Venenthrombose bei einem Patienten mit einer primären Varikose aufgetreten, dann sind hier Mischformen von beiden Anteilen vorhanden.

Bei 60 % aller wegen einer Phlebothrombose erkrankten und nicht behandelnden Patienten tritt innerhalb von 10 Jahren eine sekundäre Varikose auf.

Die Rekanalisation der tiefen Beinvenen nach einer Thrombose führt auch mitunter zu einer weiteren sekundären Varizenbildung. Die im Bereich der rekanalisierten Thrombose vorhandenen Venen sind nicht mehr elastisch sondern starr; die Klappen sind defekt oder nicht mehr vorhanden, so daß auch bei nachgewiesener Rekanalisation weiterhin eine Abflußstörung bestehen bleibt. Die damit verbundene Druckerhöhung des tiefen Venensystemes führt zu den schon genannten pathophysiologischen Vorgängen und Veränderungen.

Die sekundären Varizen sind meist im Unterschenkel, gelegentlich aber auch am Oberschenkel lokalisiert. Sie verursachen relativ häufig Beschwerden in Form von Schmerzen.

Klinisch von Bedeutung sind weiterhin sekundäre Varizenbildungen im Bereich venöser Verbindungsvenen, die das Pfortadersystem mit dem System der Vena cava inferior verbinden. Diese sekundären Varizen können

- als Oesophagusvarizen
- als Varizen des Plexus haemorrhoidalis (Haemorrhoiden) und
- als Caput medusae, ausgehend von den Venen im Nabelbereich

klinisch in Erscheinung treten.

2.1.4. Komplikationen

2.1.4.1. Varizenblutung

Die Varizenblutung wird auch als Varizenruptur bezeichnet und ist eine seltene, aber nicht ungefährliche Komplikation der primären Varikosis. Bei oberflächlich, unter der Haut gelegenen Varizen, kommt es speziell bei aufrechter Körperhaltung (hydrostatischer Druck) zur Ruptur des Gefäßes. Bagatellverletzungen in diesem Bereich können diese Blutungen ebenfalls auslösen. Es erfolgt relativ schnell eine starke Blutentleerung aus diesen Varizen.

Sofortige Hochlagerung der Extremität über Herzniveau und ein entsprechender Druckverband bringen die Blutung zum Stehen.

Später sollte eine Sklerosierungstherapie oder eine operative Therapie der Varikosis erwogen werden.

2.1.4.2. Varikophlebitis

Es handelt sich hierbei um eine Sonderform der Thrombophlebitis, die in diesen Fällen das variköse oberflächliche Venensystem erfaßt (☞ Kapitel 2.2.).

Der Krankheitsprozeß ist meist ausgedehnt und betrifft verschiedene Segmente der primären Varikosis. Bei dem vergrößerten Querschnitt der varikösen Venen kommt es meist schnell zur lokalen Thrombusbildung in der entzündeten Vene, die dann durchaus ascendierend, aber auch descendierend größere Bereiche der Varikosis erfassen kann (☞ Abb. 2.10).

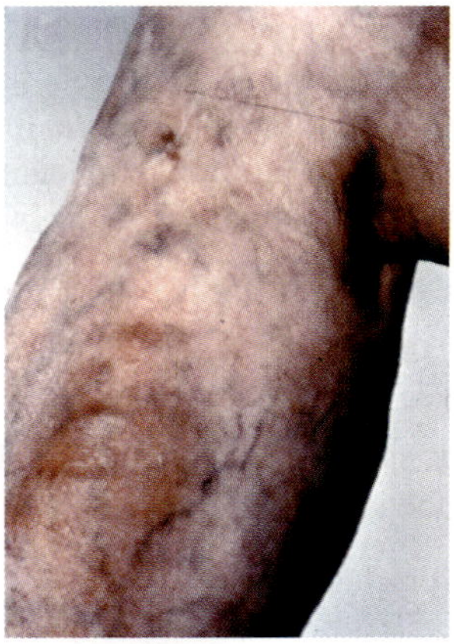

Abb. 2.10: Varikophlebitis am rechten Unterschenkel.

Partielle Einschmelzungen sind ebenfalls möglich. Werden die Mündungsbereiche der Vena saphena magna bzw. parva mit erfaßt oder sind insuffiziente Perforansvenen in den Prozeß einbezogen, ist ein Fortschreiten auf das tiefe Venensystem möglich. Dann kann auch dadurch eine Embolie erfolgen.

Nur eine schnelle und effektive Behandlung der Varikophlebitis kann diese Komplikation verhindern.

2.2. Entzündlich thrombosierende Venenerkrankung (Thrombophlebitis superficialis)

2.2.1. Ursachen

Die Thrombophlebitis ist ein Krankheitsprozeß, der mit einer Entzündung der Venenwand (Phlebitis) beginnt und sekundär zu einer Thrombenbildung im entzündeten Gefäß führen kann (Thrombophlebitis).

Der Begriff *Thrombophlebitis* wurde für verschiedene phlebologische Krankheitsbilder angewandt, und deshalb soll an dieser Stelle nochmals darauf hingewiesen werden, daß

- mit dem Begriff "Thrombophlebitis" ausschließlich die oberflächliche Venenentzündung (Thrombophlebitis superficialis) gemeint ist
- Thrombotische Prozesse der tiefen Venen werden zum besseren Unterschied als "Phlebothrombose" bezeichnet

Die Erkrankung

- beginnt mit einer entzündlichen Reaktion der Venenwand

und erst in deren Folge kommt es zu

- thrombotischen Vorgängen im entzündeten Venengebiet

die dann den weiteren Krankheitsverlauf nachhaltig mitbestimmen.

2.2.2. Klinik

Die *Thrombophlebitis superficialis* beginnt akut mit einer plötzlich auftretenden Entzündung entlang eines oberflächlichen Venenabschnittes, die mit einer deutlichen Rötung und Überwärmung einhergeht. Ein leichtes druckschmerzhaftes lokales Ödem kommt hinzu (☞ Abb. 2.11).

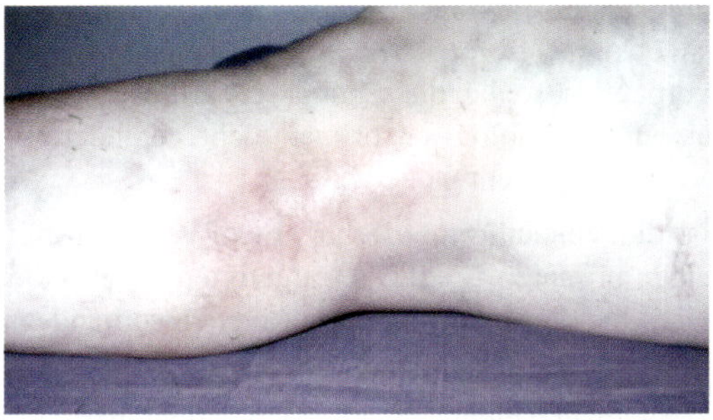

Abb. 2.11: Thrombophlebitis superficialis im dorsalen Bereich des Kniegelenkes.

Nach der primär auftretenden Phlebitis kommt es in diesem entzündlichen Bereich zu einer Thrombusbildung in der Vene, so daß ein derber, verhärteter, schmerzhafter und heißer Strang getastet werden kann, der den eigentlichen Krankheitsbegriff "Thrombophlebitis" verdient. Die Lymphbahnen im Bereich der Venenwand und im umgebenden Gewebe spielen dabei ebenfalls eine wichtige Rolle.

2.2.3. Differentialdiagnostik

Es gibt verschiedene Formen der Thrombophlebitis, die primär vom Venensystem selbst ausgehen können, oder aber die Phlebitis stellt ein Symptom einer anderen systemischen Erkrankung dar und ist damit über das oberflächliche Venensystem erkennbar.

So werden nach *H. Leu* (1994) zwei große Gruppen von Phlebitiden unterschieden:

Primäre Phlebitiden
Ätiologie unbekannt
• idiopathische Phlebitis saltans sive migrans
• Mondorsche Krankheit
• Epidemische (trophische) Phlebitis
• Granulomatöse Riesenzell-Polyphlebitis
Ätiologie bekannt
• Varikophlebitis und Phlebitis als Folge einer Thrombose
• Septische Phlebitis oberflächlicher Venen
• Phlebitis als Folge Injektion toxischer Substanzen
Phlebitiden als Folge systemischer Krankheiten
Ätiologie unbekannt
• symptomatische Phlebitis saltans
• Phlebitis bei Morbus Behçet
• Phlebitis bei Sarkoidose
Ätiologie bekannt
• Phlebitis bei Allgemeininfektionen
• Phlebitis bei Malignomen

Tab. 2.2: Einteilungsvorschlag der Phlebitiden nach H.J. Leu (1994).

Klinisch wichtige Formen werden im folgenden kurz dargestellt:

Thrombophlebitis migrans

Oberflächliche Thrombophlebitis, die sich sehr schnell im Verlauf des Venensystemes ausbreitet (Migration).

Thrombophlebitis saltans

Diese sogenannte "springende Thrombophlebitis" ist durch münzgroße lokale Rötungen im Verlauf oberflächlicher Venen gekennzeichnet, die primär nicht varikös verändert sind.

Diese Venenentzündung springt segmentweise von einem Venenabschnitt auf einen anderen über. Ursache für diese Form der Thrombophlebitis sind meist allergisch-hyperallergische Reaktionen der Venenwand. Die Thrombophlebitis saltans ist

- ein wichtiges Zeichen für lokal-toxische Ursachen sowie
- ein Frühsymptom bei Malignomen

Strangförmige Thrombophlebitis

Auch diese Form stellt eine Variante einer Thrombophlebitis des oberflächlichen Venensystems dar. Von der auch als Mondor-Syndrom bezeichneten strangförmigen Thrombophlebitis im Bereich der lateralen Thoraxwand sind meist Frauen im mittleren Lebensalter betroffen.

Septische Thrombophlebitis

Entzündliche Reaktion aus dem benachbarten Gewebe beziehen das dort vorhandene Venensystem mit ein. Die das entzündliche Krankheitsbild auslösenden Bakterien dringen ebenfalls in die Vene ein und führen dort zur septischen Thrombophlebitis. Meist sind es Staphylokokken, die für diese Infektion verantwortlich sind. Bleibt der entzündliche Prozeß lokalisiert, kann es nicht selten zu einer Einschmelzung, zur Abszeß- oder auch zur Ulkusbildung kommen.

Eine Sonderform der infektiösen Thrombophlebitis stellt die **Infusionsthrombophlebitis** dar, die bei längerliegenden intravenösen Kathetern zur Thrombophlebitis und eventuell auch zur Infektion dieser Thrombophlebitis führen kann.

2.3. Literaturverzeichnis

Hach, W. (1980). Spezielle Diagnostik der primären Varikose. Demeter Gräfelfing

Lechner, W. (1988). Varizen - Was tun ?. 2. Aufl. Perimed Erlangen

Leu, H. J. (1994). Phlebitides - a survey. Vasa 23 : 289 - 295

Marshall, M. (1987). Praktische Phlebologie. Springer Berlin

Schultz-Ehrenburg, U., Weindrof, N., von Uslar, D., Hirche, H. (1989). Prospektive epidemiologische Studie über die Entstehensweise der Krampfadern bei Kindern und Jugendlichen. Phlebol. 18 : 3 - 11.

Erkrankungen des tiefen Venensystems

3. Erkrankungen des tiefen Venensystems

3.1. Chronisch-dilatierende Venenerkrankungen

3.1.1. Klappenagenesie

Eine Klappenagenesie oder Hypoplasie kann beidseits oder auch in allen vier Extremitäten auftreten.

> Das Fehlen der Venenklappen im tiefen Venensystem führt dazu, daß die wesentliche Komponente der sogenannten "Muskelvenenpumpe" zur Koordination des venösen Rückstromes fehlt. Bei Muskelbewegung wird zwar das Blut nach zentral gepreßt. Bei der nachfolgenden Erschlaffung der Muskulatur sackt jedoch das Blut wieder in die Peripherie zurück.

Bei diesen Patienten kommte es bereits im Jugendalter zu einer starken Schwellungsneigung der Beine, besonders bei statischen Belastungen. Nicht selten treten hier bereits im Jugendalter die Zeichen der chronisch-venösen Insuffizienz bis hin zum Ulcus cruris auf (*Rieger*, 1998).

3.1.2. Tiefe Leitveneninsuffizienz

Bei der tiefen Leitveneninsuffizienz liegt eine **Ektasie im Bereich der tiefen Hauptleitvenen** mit Klappeninsuffizienz vor. Sie kann sowohl partiell als auch im gesamten Bereich der Leitvenen auftreten (*Wienert*, 1993).

Eine primär aufgetretene Phlebektasie führt in der Nachfolge zur Klappeninsuffizienz und damit zu einer Verschlechterung des venösen Blutabtransportes über die tiefen Venen.

Selten ist die Ursache eine Klappendysplasie bzw. eine sogenannte Klappenagenesie. In diesen Fällen spricht man auch von einer primären tiefen Leitveneninsuffizienz.

Bei der sekundären tiefen Leitveneninsuffizienz tritt diese nach abgelaufenen Phlebothrombosen mit Zerstörungen von Klappen und Verdickungen der Venenwand auf oder sie ist Folge einer ausgedehnten Varikose des epifascialen Venensystems. Die erhöhte Blutmenge, die über das tiefe System transportiert werden muß, führt zu einer relativen Insuffizienz der Venenklappen.

Die Patienten klagen über

- Schwellneigung, besonders in der Knöchelregion
- Spannungsgefühl und
- Schmerzen

vor allem in der zweiten Tageshälfte und in der warmen Jahreszeit.

Die Diagnose einer tiefen Leitveneninsuffizienz kann nur mit apparativen Untersuchungsmethoden (☞ Kap. 4.2.) gestellt werden.

3.2. Phlebothrombose (Thrombophlebitis profunda)

3.2.1. Ursachen

Für die Entstehung einer Thrombose sind pathogenetisch drei Faktoren wichtig (auch *Virchow'sche Trias* genannt), die auch Bedeutung für die Therapie und für die Prophylaxe haben.

> Diese drei **Hauptfaktoren** sind:
> - veränderte Gefäßwandbeschaffenheit
> - veränderte Hämodynamik
> - veränderte Blutzusammensetzung

Insgesamt handelt es sich um sehr komplexe Vorgänge, die besonders im Hinblick auf die Blutgerinnung molekularchemische Dimensionen besitzen. Entsprechend der genannten Veränderungen und je nach Lokalisation werden diese Grundbedingungen noch durch sogenannte Thrombosefaktoren unterschiedlicher Wertigkeit unterstützt. Man unterscheidet dabei

- allgemeine, im Patienten selbst verankerte Risikofaktoren, die eine Thrombose besonders begünstigen können (☞ Tab. 3.1.) und
- unter bestimmten Umständen exogene Faktoren, die eine Thrombose auslösen können (☞ Tab. 3.2.)

Phlebothrombose - Allgemeine Risikofaktoren
• Alter • Adipositas • Varikose • Schewangerschaft, Entbindung • orale Kontrazeptiva/Hormonersatztherapie • Hyperkoagulabilität (Tumor, AT III-Mangel bei Nephrose, Polyzythämie

Tab. 3.1: Allgemeine, im Individuum begründete Risikofaktoren für eine Phlebothrombose.

Thromboseauslösende exogene Risikofaktoren
• Trauma, Operation, ungewohnte Anstrengung • Immobilisation (Lähmung, Narkose, Bettlägrigkeit, Ruhigstellung [Gips], Schonung [wegen Schmerz], lange Reise usw.) • Phlebitis superficialis/Varikothrombose • Kompression tiefer Venen • (Schwangerschaft, Entbindung, Hormone)

Tab. 3.2: Thromboseauslösende exogene Risikofaktoren.

Das Ungleichgewicht zwischen thrombosehemmenden und thrombosefördernden Komponenten im Blutgerinnungssystem kann eine besondere Thromboseneigung mit sich bringen. Diese auch als *Thrombophilie* bezeichneten Veränderungen führen dazu, daß bei schon geringen Gefäßwandalterationen oder anderen geringgradigen Abweichungen in der Hämodynamik schnell Thrombosen entstehen können.

In den letzten Jahren konnten diese thrombophilen Faktoren durch spezielle Laboruntersuchungen belegt und damit auch in ihrer Häufigkeit erfaßt werden (☞ Tab. 3.3).

3.2.2. Klinik

Die Entstehung einer Thrombose beginnt meist im Bereich der Wadenmuskelvenen im Sinus der Taschenklappen. **Strömungsverlangsamungen** in diesem Bereich führen möglicherweise in Folge der schlechten Ernährung der Intima zu einer **Endothelläsion**.

Dadurch wird dann auch der **Gerinnungsvorgang** in diesem Bereich ausgelöst, so daß sich zunächst kleinere Thrombosen in diesen Taschenklappen bilden (☞ Abb. 3.1.). Von dort aus wachsen dann die **Thrombosen** und führen rasch zu einer Lumenverlegung am Entstehungsort. Entsprechende Stauungserscheinungen in den nachgeschalteten Venen treten dann auf, wenn größere Sammelvenen in den Thromboseprozeß mit einbezogen werden, so daß immer ein größerer Anteil des Venensystemes das Blut nicht mehr von distal nach proximal transportieren kann.

	Prävalenz		TVT-Risiko bei Merkmalsträgern	
	Normalbevölkerung %	TVT-Patienten %	heterozygot -fach	homozygot -fach
AT III-Mangel	0,1 - 0,3	1 - 2		
Protein C-Mangel	0,2 - 0,5	2 - 3		
Protein S-Mangel	0,2 - 0,5	2 - 3		
Faktor II 20210	1 - 3	5 - 6	3 - 6	
Faktor V-Leiden	3 - 7	10 - 20	7	80
Lupus anticoagulans	< 1	2		
Hyperhomocysteinämie	5 - 6	10 - 20		
Erhöhter Faxtor VIII	6 - 8	10 - 15		

Tab. 3.3: Endogene thrombophile Risikofaktoren und deren Häufigkeit bei Patienten mit einer Phlebothrombose (nach Lensing, 1999).

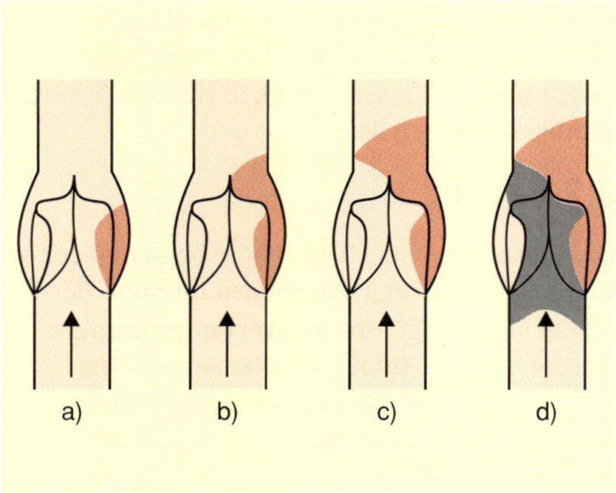

Abb. 3.1: Häufiger Entstehungsmodus einer Phlebothrombose an einer Venenklappe. **A**: Thrombusbildung, **B, C** und **D**: Wachsen des Thrombus bis zum Verschluß.

Die Folge davon ist, daß es distal vom thrombotischen Bezirk zu einer **Druckerhöhung im venösen System** kommt. Diese Druckerhöhung führt dann zu einer Verminderung der Rückresorption der extravasalen Flüssigkeit, so daß ein lokal begrenztes **Ödem** entsteht.

Die Drainage über das Lymphsystem für die extravasale Flüssigkeit wird zunächst angeregt, so daß die Ödembildung am Anfang nicht so sehr hervortreten muß.

Die Druckerhöhung und die Rückstauung des Blutes unterhalb des thrombotischen Abschnittes führt zu **Venenerweiterungen**, die auch im Bereich der Vv. perforantes zum Tragen kommen. Über diese Venenerweiterung kann lokal begrenzt eine entsprechende Umleitung des Blutes in das oberflächliche Venensystem durch eine Strömungsumkehr in den Vv. perforantes erfolgen, so daß immer noch eine gewisse Kompensation der hämodynamischen Veränderungen zu verzeichnen ist.

Die Thrombose wächst ascendierend, so daß immer mehr Zuflüsse aus Seitenästen blockiert werden und sich entsprechende, mit der Ausdehnung des thrombotischen Prozesses zunehmende klinische Symptome entwickeln können.

Im Bereich des erkrankten Beinabschnittes treten **Anschwellungen** auf, die bei herabhängenden Beinen meist mit einer Zyanose,bedingt durch den vermehrten Blutrückstau, vergesellschaftet sind.

Ein **Beinschmerz**, der sich bei Husten und Pressen oft verstärkt, kommt hinzu, so daß über einen längeren Zeitraum sich das Vollbild der klinischen Symptomatik einer Beinvenenthrombose ausbilden kann.

Diese Trias

- Schmerzen
- Schwellung
- Zyanose des Beines

lassen dann die Diagnose einer Beinvenenthrombose relativ leicht erscheinen.

Bis es zu dieser klassischen Symptomatik kommt, vergeht jedoch eine geraume Zeit, die relativ symptomarm verlaufen kann. Darin besteht die Problematik, daß eine akut beginnende Thrombose zunächst relativ wenig oder gar keine Symptome verursachen muß.

Gerade aber in dieser Zeit besteht am ehesten die Gefahr, daß sich Thrombenanteile lösen und zu einer akuten Lungenembolie führen.

Ist der Erkrankte nicht an das Bett gefesselt, kann sich normal bewegen, so bilden sich rasch Schmerzphänomene aus bzw. es kann an bestimmten Untersuchungspunkten die Wahrscheinlichkeit einer Beinvenenthrombose geprüft werden (☞ Abb. 3.2).

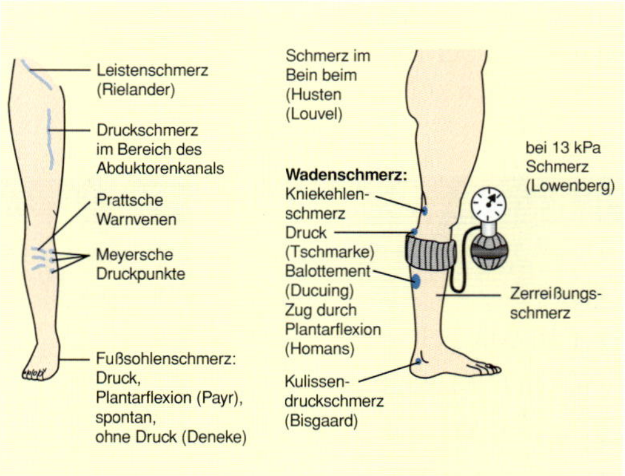

Abb. 3.2: Klinische Zeichen einer tiefen Beinvenenthrombose (sog. Thrombosefrühzeichen; nach Marshall, 1987).

Die dort genannten Schmerzpunkte - gepaart mit einem lokal begrenztem Ödem - machen die Diagnose wahrscheinlich, und es muß durch weitere Untersuchungen (Ultraschalldiagnostik, Phlebographie) das Vorliegen einer Thrombose bestätigt bzw. mit Sicherheit ausgeschlossen werden.

Hat die Thrombose eine gewisse Ausdehnung erreicht, treten Allgemeinsymptome in Form von subfebrilen Temperaturen und eine ansteigende Pulsfrequenz auf.

Die Sicherheit dieser klinischen Thrombosezeichen bei mobilisierten Patienten wurde in einer umfangreichen Untersuchung von *Wuppermann* (1991) untersucht und bestätigt (☞ Abb. 3.3).

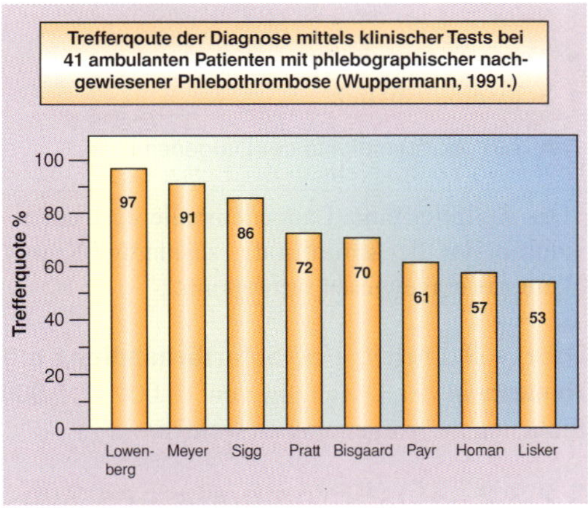

Abb. 3.3: Trefferquote der Diagnose mittels klinischer Tests bei 41 ambulanten Patienten mit phlebographisch nachgewiesener Phlebothrombose (Wuppermann, 1991).

Besonders problematisch ist die Erkennung einer tiefen Beinvenenthrombose bei immobilisierten Patienten (Zustand nach Apoplexie, Operationen, Fraktur mit entsprechendem Gipsverband). In diesen Fällen verläuft die beginnende Beinvenenthrombose oft über lange Zeit symptomlos, was gerade für diesen Personenkreis eine relativ große Gefahr darstellt.

Besteht dann nach einigen Tagen die Möglichkeit der Mobilisierung, kann es ganz plötzlich zum Auftreten der lebensgefährlichen **Lungenembolie** kommen.

Nicht zuletzt aus diesem Grunde hat man verschiedene Verfahren der Thromboseprophylaxe (medikamentöse Thromboseprophylaxe, mechanische Thromboseprophylaxe [Strümpfe], intermittierende pneumatische Kompression) entwickelt, um diesen Personenkreis vor der Gefahr einer lebensbedrohlichen Lungenembolie zu schützen.

Tritt eine Beinschwellung auf, so ist diese im Hinblick auf eine Phlebothrombose differentialdiagnostisch abzuklären. Die wichtigsten differentialdiagnostischen Gesichtspunkte sind in Tab. 3.4 dargestellt.

Differentialdiagnose der akuten Becken-Beinvenenthrombose
• posttraumatische Schwellungen • Kompression von außen durch - Tumor - retroperitoneale Fibrose - Aneurysma - Muskelhämatom - Baker-Zyste - beengende Bandagen - Leistenhernie - Kavakompression bei Leberzirrhose • Insuffizienz der Muskelpumpe bei Paresen • primäre und sekundäres Lymphödem • Erysipel • hereditäres Angioödem • kardiale Ödeme • Ödem unklarer Ätiologie • Myositis ossificans • akute Arthritis oder Hämarthrose des Knies • rasch wachsendes Sarkom • Abschnürung (z.B. Selbststau)

Tab. 3.4: Differentialdiagnose der akuten Becken-Beinvenenthrombose.

Jede relativ akut auftretenden Beinschwellung kann Symptom einer tiefen Phlebothrombose sein.

Sie ist deshalb in jedem Falle mit einem bildgebenden Verfahren zu untersuchen, bis die Verdachtsdiagnose einer Thrombose bestätigt oder mit Sicherheit ausgeschlossen werden kann.

3.2.3. Folgen einer Phlebothrombose

3.2.3.1. Lungenembolie

Die akute Folge einer Phlebothrombose kann eine, z.T. lebensgefährliche Lungenembolie sein. Sie entsteht durch die Einschwemmung von Thromben, die in 90 % der Fälle aus dem Becken-/Beinvenenbereich stammen, in die Lungenstrombahn mit Verlegung größerer Querschnitte der einzelnen Versorgungsbereiche.

Die prädisponierenden Faktoren einer Lungenembolie entsprechen den Risikofaktoren für eine Thrombose oder stehen damit in unmittelbarem Zusammenhang (☞ Tab. 3.1 bis 3.3).

> Die Lungenembolie gehört zu den häufigsten Todesursachen. Sie betrifft vor allem bettlägerige Patienten, besonders nach Operation, Unfällen und schweren allgemeinen Erkrankungen.

Tritt eine Lungenembolie auf, so ist sie meist rechtsseitig und in der Peripherie der Lungengefäße lokalisiert. Werden größere Abschnitte der Lungenarterien verschlossen, wie z.B. der Truncus pulmonalis oder einer der Hauptäste, dann verläuft die Lungenembolie akut tödlich.

Bei vorgeschädigter Herz- und Lungenfunktion ist der Eintritt einer Lungenembolie besonders gefährlich, da die Herzleistung noch mehr beeinträchtigt wird und der Sauerstoffaustausch weitere Einschränkungen erfährt. Etwa 50 % der Lungenembolien führen zum sogenannten Lungeninfarkt mit Infarktpneumonie.

> Jede Pneumonie, die während einer Erkrankung mit Bettlägerigkeit auftritt, muß als möglicher Ausdruck einer Lungenembolie angesehen werden und nach der verursachenden Thrombose gesucht werden.

Kleinere Lungenembolien verlaufen oft völlig unerkannt, können aber bei häufigen Rezidiven im weiteren Verlauf zu einer deutlichen pulmonalen Drucksteigerung führen, was bei längerem Krankheitsverlauf dann ein Cor pulmonale nach sich ziehen kann.

Die wichtigsten Symptome einer Lungenembolie sind in Tab. 3.5 zusammengefaßt.

Akutsymptome der Lungenembolie
• **plötzlich einsetzender** präkordialer und retrosternaler **Schmerz** (auf Nitropräparate nicht ansprechbar)
• **Todesangst**
• **kardiogener Schock** bzw. Hypotonie
• **Dyspnoe, Tachpnoe, Orthopnoe**
• **Tachykardie, Rhythmusstörungen**
• **Lippenzyanose, Plethora im Kopfbereich** (wenn kein Schocksyndrom und keine hypoxämisch bedingte Koronarinsuffizienz vorliegen)
• **Husten mit Hämoptoe**
• **motorische Unruhe**
• **akute obere Einflußstauung** - Halsvenenstauung
• **verminderte Atemexkursion** der betroffenen Seite
• **Temperaturerhöhung**
• **Schweißausbruch**

Tab. 3.5: Akutsymptome der Lungenembolie.

> Das Auftreten einer Lungenembolie stellt einen Notfall dar, der sofort in das zuständige Krankenhaus eingewiesen werden muß.

Dabei sollte bereits eine **Sofortbehandlung mit Heparin** in der Dosierung von 10.000 - 15.000 Einheiten i.v. vorgenommen werden.

3.2.3.2. Postthrombotisches Syndrom

Unter diesem Begriff werden alle Folgezustände nach akuter und subakuter Phlebothrombose zusammengefaßt. Diese entwickeln sich verschieden schnell und in ihrer Ausdehnung sehr unterschiedlich. In etwa 30 % der Fälle nach Becken-/Beinvenenthrombose muß mit einem postthrombotischen Syndrom gerechnet werden (*Widmer, L.K.*, 1985).

Der Begriff "postthrombotisches Syndrom" wird im medizinischen Alltag sehr oft verwendet. Vielfältige, teilweise noch nicht abgeklärte Beinbeschwerden werden unter dieser Bezeichnung zusammengefaßt, obwohl genaue Ursachen noch nicht festgestellt worden sind (*Tepohl, G.*, 1988).

Patienten mit einem postthrombotischen Syndrom haben häufig stärkere Beschwerden, die von

Schwere und Spannungsgefühl bis zu täglich auftretenden Schmerzen gehen können.

Das nicht kompensierte postthrombotische Syndrom zeichnet sich durch am Tag zunehmende Ödeme aus, die die weiteren Symptome zwangsläufig nach sich ziehen.

Die Effektivität der Behandlung des postthrombotischen Syndroms steht im engen Zusammenhang mit der funktionellen Beeinträchtigung des venösen Blutrückflusses.

Für dessen Beurteilung stehen neben den klinischen Untersuchungsmethoden besonders die Venenverschlußplethysmographie und die Lichtreflexrheographie zur Verfügung (☞ Kapitel 4.2).

Neben der Beurteilung der funktionellen Beeinträchtigung, die das postthrombotische Syndrom mit sich bringt, sind die morphologischen Kriterien des postthrombotischen Syndroms durch die Phlebographie sehr gut darzustellen. Es werden insgesamt **vier verschiedene Stadien des postthrombotischen Syndroms** unterschieden (☞ Abb. 3.4).

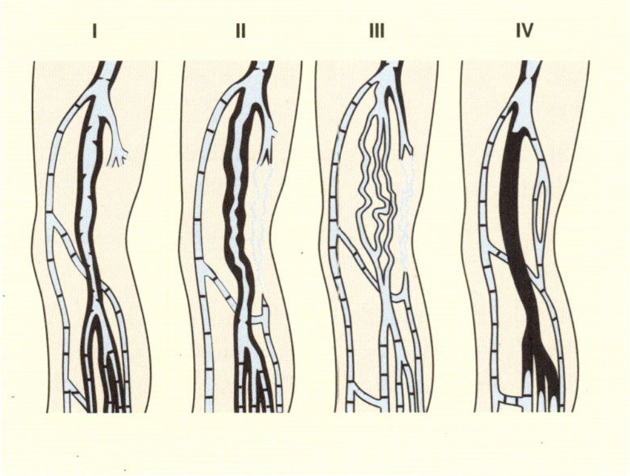

Abb. 3.4: Radiologische Kriterien des postthrombotischen Syndroms.

In Tab. 3.6 werden die morphologischen Kriterien der einzelnen Stadien des postthrombotischen Syndroms nochmals zusammenfassend dargestellt.

Stadium	Morphologische Veränderungen
I	• rekanalisiertes venöses Gefäß • glatte oder leicht geschädigte Venenwand mit Unregelmäßigkeiten des Verlaufes • fehlende Venenklappen
II	• erhebliche Venenwandveränderungen • wechselnde Lumeneinengungen • kompensierter Kollateralkreislauf
III	• teilweise Rekanalisation der primär verschlossenen venösen Gefäße • ausgeprägte Kollateralzirkulation
IV	• unveränderter venöser Gefäßverschluß • erweiterte Kollateralisation • sekundäre Varikose

Tab. 3.6: Morphologische Kriterien eines postthrombotischen Syndroms.

Ziel einer jeden Thrombosebehandlung muß es sein, eine Restitutio ad integrum im Hinblick auf den Zustand des Venensystems zu erzielen oder ein möglichst niedriges Stadium des postthrombotischen Syndroms zu erreichen.

3.2.4. Sonderformen der Phlebothrombose

3.2.4.1. Thrombose der V. subclavia bzw. V. axillaris (Paget von Schroetter-Syndrom)

Die Thrombose entsteht im Bereich der V. subclavia meist nach körperlicher Belastung, was die vasculäre mechanische Komponente bei dieser Thromboseentstehung unterstreicht (☞ Abb. 3.5).

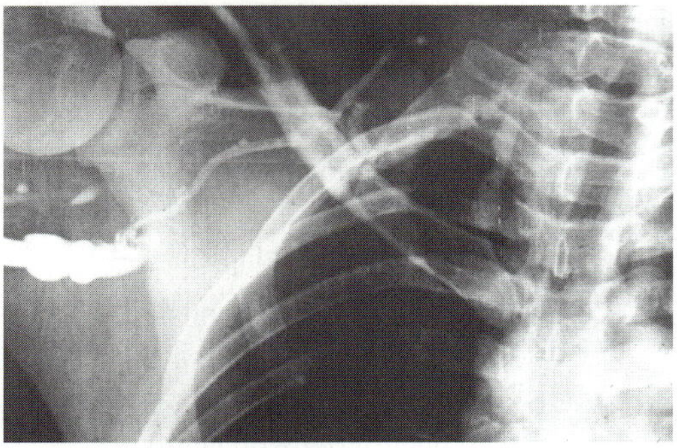

Abb. 3.5: Thrombose der V. subclavia rechts. In der Phlebographie ist rechts nur noch ein Rest der V. axillaris dargestellt.

Der betreffende Arm schwillt schnell an, ist zyanotisch verfärbt, und man sieht nach wenigen Tagen ausgedehnte, erweiterte Kollateralvenen im Bereich der oberen Thoraxapertur und der betreffenden Schulter. Lungenembolien treten relativ selten auf.

3.2.4.2. Thrombose der V. cava inferior

Die Thrombose der unteren Hohlvenen ist meist durch eine Tumorerkrankung, seltener durch eine Ascension aus den Beckenvenen bedingt. Danach kommt es zum thrombotischen Verschluß der unteren Hohlvene. Die Folge ist eine Anschwellung beider Beine (sonst einseitiger Befund), die auf das komplette Abflußhindernis im Bereich der V. cava inferior hinweist.

3.2.4.3. Phlegmasia coerulea dolens

Hier handelt es sich um eine fulminant verlaufende Venenthrombose mit akutem, sehr schmerzhaften Ödem und rot-zyanotischer Verfärbung der betroffenen Extremität.

Der thrombotische Prozeß dehnt sich sehr schnell aus, oberflächliche Venen sind gestaut und thrombophlebitisch verändert. Die peripheren Arterienpulse sind abgeschwächt oder können gar nicht mehr getastet werden. Die Haut kann sich im fortgeschrittenen Stadium bullös abheben. Im weiteren Verlauf kommt eine motorische Schwäche der Extremität noch hinzu, so daß die Funktion der einzelnen Gliedmaßen nahezu aufgehoben wird.

3.2.4.4. Descendierende Phlebothrombose

Im Bereich der Beckenvenen und auch bei Auftreten von Thrombosen im Bereich der V. cava inferior muß an descendierende Formen der Thrombose gedacht werden.

Hier kommt es durch extravasale Vorgänge zur Einengung und zum Verschluß in diesem proximalen Venenbereichen. Durch den behinderten proximalen Abfluß entwickeln sich im descendierenden Verlauf entsprechende Thrombosen. Diese Thromboseformen treten selten nach Verletzungen, aber häufiger bei Tumorerkrankungen auf.

Vor der Entscheidung zu einer Therapie muß bei der descendierenden Thrombose unbedingt die Ursache für ihre Entstehung festgestellt werden.

3.3. Literaturverzeichnis

Diehm, C., Stammler, F., Amendt, K. (1997). Die tiefe Venenthrombose. Dtsch. Ärzteblatt 97, 301 - 311

Lensing, A. W. A., Prandoni, P., Prins, M. H., Büller, H. R. (1999). Lancet 353, 479 - 485

Marshall, M. (1987). Praktische Phlebologie. Springer Berlin

Rieger, H., Schoop, W. (1998). Klinische Angiologie. Springer Berlin

Tepohl, G. (1988). Das postthrombotische Syndrom. München, Med. Wschr. 130, 877 - 880

Wienert, V. (1993). Beinveneninsuffizienz. Schatter Stuttgart

Widmer, L. K., Brandenberg, E., Schmitt, H. E., Widmer, M. T., Voelin, R., Zemp, E., Madar, G. (1985). Zum Schicksal des Patienten mit tiefer Venenthrombose. Dtsch. Med. Wschr. 110, 993 - 997

Wuppermann, Th., Richter, H. (1991). Thrombose und Thrombosefolgen. Schnetztor Konstanz

Untersuchungen

4. Untersuchungen

Für die Diagnostik der Venenerkrankungen sind in den letzten Jahren verschiedene, teilweise hochdifferenzierte Methoden eingeführt worden, die es erlauben, genaue pathophysiologisch orientierte Befunde zu erheben. Dennoch sind die meisten Untersuchungen auch im Bereich der ambulanten Versorgung möglich, so daß das Gebiet der Phlebologie weit über eine alleinige Erfahrungswissenschaft hinaus geht.

Die Basis für eine erfolgreiche phlebologische Behandlung stellt eine differenzierte Diagnose dar, deren allgemeine Ziele in Tabelle 4.1. dargestellt sind.

Diagnoseziele
• Lokalisation
• Ausdehnung
• Schweregrad
• Genese

Tab. 4.1: Diagnoseziele der phlebologischen Diagnostik..

Können die aufgeworfenen diagnostischen Fragen im wesentlichen beantwortet werden, ist eine entsprechende Differentialtherapie im ambulanten Bereich ohne weiteres möglich.

Bei der enormen Häufigkeit der Venenerkrankungen einerseits und den zahlreichen Untersuchungsmöglichkeiten andererseits, die es inzwischen gibt, wird man nicht bei jedem Venenkranken alle Untersuchungsmethoden einsetzen wollen. Es ist deshalb zweckmäßig, eine sogenannte Stufendiagnostik durchzuführen.

Für die allgemeinärztliche Praxis kommen dabei die in Abb. 4.1. angegebenen Methoden der Untersuchungen einen besonderen Stellenwert.

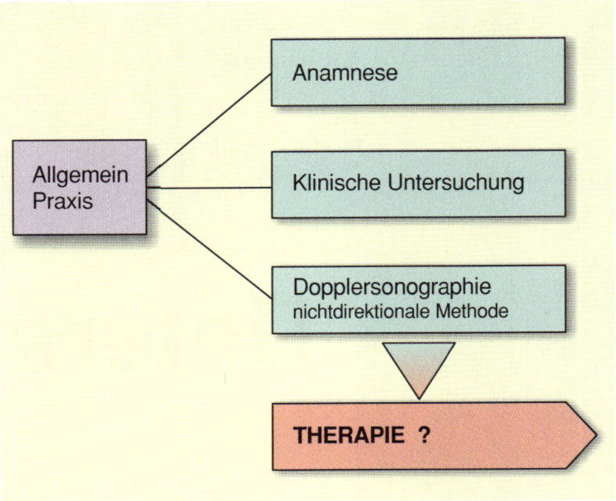

Abb. 4.1 Diagnostische Möglichkeiten einer Allgemeinpraxis.

Gelingt es nicht, mit diesen einfachen, aber wichtigen Untersuchungsmethoden alle diagnostischen Fragen zu beantworten, wird man den Patienten in eine spezialisierte phlebologische Praxis überweisen, oder, wenn es sich um akute Krankheitszustände handelt (z.B. Thrombose mit Lungenembolie), den Patienten in das entsprechende Krankenhaus zur weiteren Untersuchung und Behandlung einweisen.

Im folgenden werden die aktuellen Diagnostikmöglichkeiten in der Phlebologie im einzelnen dargestellt.

4.1. Klinische Untersuchungsmethoden

4.1.1. Anamnese

In der *Familienanamnese* ist nach Krampfadererkrankungen bei Familienangehörigen ebenso zu fragen, wie nach der Häufigkeit von Thrombosen und offenen Beinen in der zurückliegenden Generation. Ganz wesentliche Informationen stellen thrombotische Erkrankungen in der Familienanamnese dar, zumal heute entsprechende Nachweismöglichkeiten von veränderten Blutgerinnungsfaktoren möglich sind (☞ Tab. 3.3).

In der *Eigenanamnese* ist zunächst das Beschwerdebild, welches aktuell vorliegt, zu erfassen. Hierbei sind oft uncharakteristische Symptome und Veränderungen im Vordergrund stehend, die meist durch weitere gezielte Fragen aus dem Patienten "herausgefragt" werden müssen. Auch die Umstände, wie es zu dem venösen Krankheitsbild gekommen ist, spielen eine wichtige Rolle und sollten unbedingt mit dokumentiert werden.

Einen weiteren wichtigen Gesichtspunkt stellt die *Berufsanamnese* dar, da ausgeprägte Stehbelastungen über viele Stunden, das Heben und Tragen von schweren Lasten, ausgeprägte Temperaturveränderungen während der beruflichen Tätigkeit und andere spezielle Zustände für die Entstehung, vor allem aber für das Fortschreiten der Venenerkrankungen von enormer Bedeutung sein können.

Um die vielfältigen Beschwerden schnell und übersichtlich erfassen zu können, sind in diesem Zusammenhang Fragebögen erarbeitet worden (Marshall, 1987).

Nicht selten sind die beim Patienten aufgeworfenen Fragen sehr umfangreich, so daß im anamnestischen Gespräch sehr viele Rückfragen und Erklärungen notwendig sind, die den zeitlichen Aufwand der Anamneseerhebung auf diese Art und Weise nicht günstig beeinflussen.

4.1.2. Inspektion

Die Inspektion der zu untersuchenden Beine stellt bei der Gruppe der Venenerkrankung eine ganz wichtige und wesentliche einfache Untersuchungsmethode dar, sind doch bei den Varizenerkrankungen die ausgeprägten Befunde der oberflächlichen Venen sehr gut demonstrierbar. Ganz wesentlich ist es dabei, die Patienten **nicht nur im Liegen, sondern immer im Stehen** zu untersuchen, da hier durch den erhöhten venösen Blutdruck die einzelnen Veränderungen wesentlich deutlicher zum Vorschein kommen.

4.1.3. Palpation

Unmittelbar an die Inspektion schließen sich die Palpation der erkrankten Extremitätenbereiche an. Diese ist von großer Bedeutung, weil die Infiltrationen, die Verhärtungen und die damit verbundenen Verfärbungen in ihrem Ausmaß untersucht werden müssen, um einen umfassenden venösen Gefäßbefund zu erhalten.

Gerade bei Inspektion und Palpation sind die dermatologisch bedingten Veränderungen, wie sie zum Beispiel bei der chronisch-venösen Insuffizienz in verschiedenster Form und Ausdehung auftreten, genauestens zu erfassen, um die Veränderungen, die durch die Behandlung des Patienten auftreten, als Einfluß der Therapie kontrollieren zu können.

Inspektion und Palpation verlangen nach einer Dokumentation.

4.1.3.1. Dokumentation

Die vielfältigen Befunde der Inspektion und der Palpation deskriptiv darzustellen, verlangt sehr viel Zeit. Hier sind die einfache bildliche Darstellung in einem Diagnostikschema wesentlich effektiver, wie in dem Muster der Abbildung 4.2. dargestellt ist.

Hier können die Beinumfänge, die Ausdehung der einzelnen Varizenerweiterungen und auch die arteriellen Tastbefunde, die für die Untersuchung des Arteriensystems unbedingt mit erfolgen müssen, übersichtlich und schnell in einem Schema erfaßt werden, was bei jeder Kontrolluntersuchung wieder die nötigen Informationen für den Nachuntersuchten geben kann.

4.1.3.2. Funktionsteste

Diese auch als Tourniquet-Tests bezeichnete Untersuchungen sollen die Funktionsfähigkeit der Venen des saphena-poplitealen bzw. saphena-femoralen Abschnittes im Zusammenhang mit den Vv. perforantes darstellen. Sie erfordern Geduld und auch eine umfangreiche Erfahrung. Ihre Ergebnisse sind nicht immer eindeutig zu werten, sie hatten vor allem die Aufgabe, die für die operative Behandlung geeigneten Fälle einer chronischen Venenerkrankung auszusondern.

Im einzelnen sind folgende Funktionstest erwähnenswert:

Perkussionsversuch

Am stehenden Patienten werden die Varizen mit den Fingerspitzen der rechten Hand in Wadenhöhe palpiert und mit den Fingern der linken Hand an den Oberschenkel geklopft.

Liegt eine Klappeninsuffizienz des untersuchten Venenabschnittes vor, so wird eine Erschütterung mit den Fingern der rechten Hand wahrzunehmen sein.

SYMBOLIK:

- Varize
- Corona phlebectatica
- Phlebitis
- Hyperpigmentation
- Ekzem
- Crosse Insuffizient
- Besenreiser
- V. Perforans
- Induration
- Atrophie blanche
- Ulcus
- Stamm/Seitenastvenen
- OP-Narbe

Venöser Status

Klinik		
Hautveränderungen	re.	li.
Ödem		
Hyperpigmentation		
Induration		
Ekzem		
Atrophie blanche		
Phlebitis		
Inguinale/abdominale Kollateralen		
Corona phleb. paraplant.		
Ulcus cruris		
größter/kleinster Durchmesser		

Klinische Funktionstest	re.	li.
Trendelenburg		
Perthes		
Stemmer		
Lowenberg-Test		
Andere Thromboseverdachtszeichen		

Arterienstatus	re.	li.
A. femoralis		
A. poplitea		
A. tib. post.		
A. dors. ped.		

Orthopäd./neurolog. Status	re.	li.
Coxarthrose		
Gonarthrose		
Sprunggelenke ∢		
Lasegue		
Polyneuropathie		

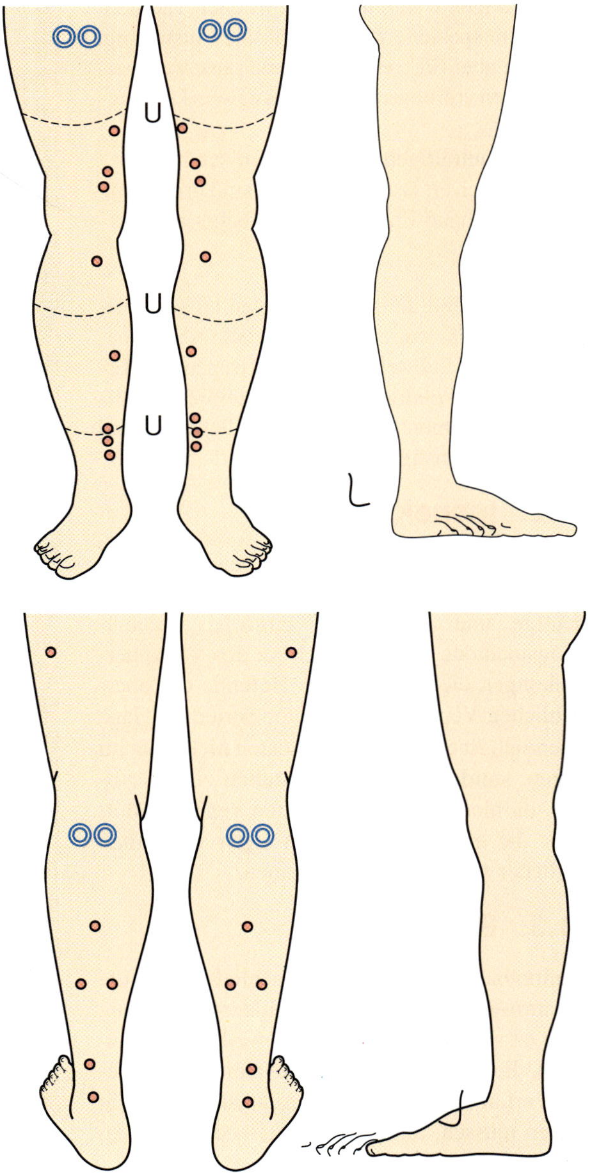

Bemerkungen:

Abb. 4.2: Schema zur Dokumentation klinischer Venenbefunde.

Perthes-Versuch

Am stehenden Patienten werden die Varizen unterhalb des Knies mit einer Gummibinde abgeschnürt. Der Patient wird danach aufgefordert, rasch umherzugehen und auch Kniebeugen durchzuführen. Bei Durchgängigkeit der tiefen Venen und intakten Vv. perforantes entleeren sich die vorher gestauten Varizen, und es treten bei diesem Versuch keine Schmerzen auf.

Sind thrombotisch bedingte Abflußstörungen im Bereich des tiefen Venensystemes vorhanden, so können sich die gestauten oberflächlichen Varizen nicht entleeren und es kommt bei diesem Versuch auch belastungsbedingt zu Schmerzen.

Trendelenburg-Versuch

In horizontaler Rückenlage werden die Varizen der V. saphena magna ausgestrichen und proximal durch Fingerdruck oder besser durch einen Stauschlauch komprimiert. Nun läßt man den Probanden aufstehen und beobachtet ihn während 30 Sekunden. Wenn sich am stehenden Patienten mit angelegtem Stauschlauch innerhalb von 30 Sekunden die V. saphena magna nicht oder nur sehr langsam von peripher her füllt, sind die Vv. perforantes intakt. Rasche und massive Füllungen der varikös erweiterten V. saphena magna nach Aufheben der Stauung zeigt eine Klappeninsuffizienz im Bereich dieser Vene, vor allem im Bereich der Einmündung in die V. femoralis (Crosse) an. Bleibt eine schnelle Füllung nach Lösen der venösen Kompression von proximal aus, so liegt eine intakte Mündungsklappe der V. saphena magna vor.

Ein gleichartiger Versuch kann zur Beurteilung der V. saphena parva auch in Höhe des Kniegelenkes durchgeführt werden.

Sonstige Tests

Weitere Tests zur Feststellung insuffizienter Vv. perforantes (Test nach *Pratt*, Test nach *Mahorner-Ochsner*) oder zur Feststellung der Durchgängigkeit der tiefen Venen (*Linton*-Test) sind bekannt.

Nach Einführung und Verbreitung der Ultraschall-Diagnostik venöser Erkrankungen haben diese Funktionsproben, die zeitaufwendig sind, an Bedeutung verloren, da mit dem Ultraschallverfahren die pathophysiologischen Strömungsverhältnisse im Einzelfall graphisch registriert und reproduzierbar dargestellt werden können.

4.2. Apparative Untersuchungsmethoden

Für die spezialisierte phlebologische Diagnostik stehen eine ganze Reihe von Untersuchungsverfahren zur Verfügung, die kurz abgehandelt werden sollen. Sie stellen einzelne physiologische Teilfunktionen des Venensystemes im Bereich der Extremitäten dar, die besonders in Kombination wesentliche Funktionen des Venensystems erfassen.

Die Bedeutung der apparativen Venen-Diagnostik ist in Tabelle 4.2 dargestellt.

Bedeutung der apparativen Venendiagnostik
• objektive Funktionsbeurteilung und Lokalisation insuffizienter Venenklappen
• Darstellung der relativen Venenblutmenge und der lagerungsbedingten Blutrückflußgeschwindigkeit
• Prognose über operativen Behandlungserfolg → *besserbare* oder *nichtbesserbare* Veneninsuffizienz
• Kontrolle des Behandlungserfolges
• Differentialdiagnostische Aklärung unklarer phlebologischer Befunde
• Differentialdiagnose von Ödemen
• objektive Befunderhebung zur Begutachtung
• Anwendung in der Schwangerschaft möglich

Tab. 4.2: Bedeutung der apparativen Venendiagnostik.

Eine ganz besondere Aufmerksamkeit verdient dabei die Ultraschall-Diagnostik des Venensystems, die inzwischen eine große Bedeutung erlangt hat.

4.2.1. Ultraschall-Diagnostik

4.2.1.1. Nichtdirektionale Doppler-Sonographie

Das Grundprinzip der Doppler-Sonographie geht auf die Beobachtung des Österreichischen Physikers *Christian Johann Doppler* (1805 - 1853) zurück. An der Untersuchung von Lichtspektren konnte er 1842 nachweisen, daß die Lichtwellen von Sternen sich in Abhängigkeit von ihrer Bewegungsgeschwindigkeit und Richtung verändert werden. Dies trifft auch auf Schallwellen zu und wird in der Ultraschall-Diagnostik praktisch angewandt.

In einer stiftförmigen Ultraschallsonde befindet sich ein Sendekristall, welches von einem Oszillator mit einer Grundfrequenz von 8 MHz angeregt wird. Dieser Schallstrahl wird in Richtung des Schallkopfes in das Gewebe eingestrahlt. Trifft dieser Schallstrahl auf sich bewegende korpuskuläre Blutbestandteile, so werden diese Schallwellen von diesen Bestandteilen reflektiert. Entsprechend dem Dopplereffekt wird die zurückgeworfene Frequenz in Abhängigkeit von der Blutflußrichtung und von der Blutströmungsgeschwindigkeit relativ zur gesendeten Frequenz erhöht oder erniedrigt (☞ Abb. 4.3).

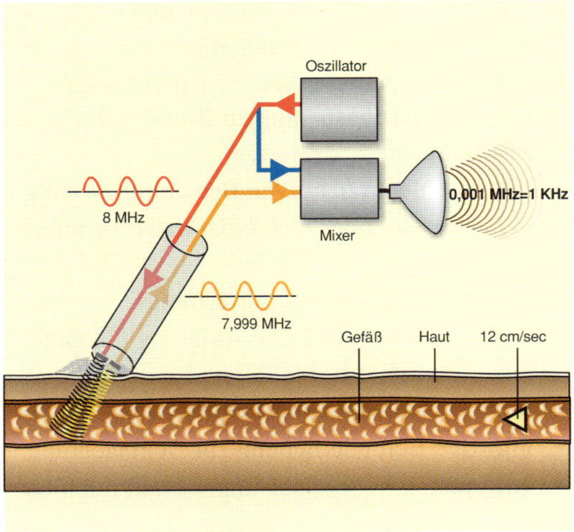

Abb. 4.3: Funktionsschema eines nichtdirektionalen Doppler-Gerätes.

Bewegen sich die Blutkörperchen vom Schallkopf weg, wie in der Abbildung, wird die reflektierte Frequenz um einen der Strömungsgeschwindigkeit proportionalen Betrag erniedrigt wieder vom Empfangskristall aufgenommen. Die empfangene Echofrequenz wird im Gerät elektronisch mit der Sendefrequenz verglichen und die Differenz, in unserem Beispiel sind das 1 kHz, wird über einen Lautsprecher hörbar gemacht.

Auch die anderen Gewebestrukturen, die vom Ultraschallstrahl getroffen werden, erzeugen natürlich eine Echofrequenz. Diese Frequenzen entsprechen, da die übrigen Strukturen keine Bewegungen im Gewebe durchführen, der Sendefrequenz. Durch die entsprechende elektronische Verarbeitung (die Echofrequenz entspricht der Sendefrequenz) werden diese Signale nicht weiter berücksichtigt.

Prinzipiell kann gesagt werden, daß mit der Doppler-Sonographie die Blutströmungen in dem untersuchten Körpergebiet hörbar gemacht werden. Wenn man die Schallkopfrichtung berücksichtigt, sind auch Aussagen zur Strömungsrichtung des Blutes möglich.

Der Einsatz moderner elektronischer Bauelemente gestattet es, kleine Taschengeräte für die qualitative Gefäßdiagnostik herzustellen.

Für eine gute qualitative Gefäßdiagnostik ist es erforderlich, zwei verschiedene Schallköpfe zur Verfügung zur haben. Für die kleinen oberflächlichen Gefäße benötigt man einen Schallkopf mit der Sendefrequenz von 8 MHz, für die tiefer gelegenen Gefäße mit größerem Querschnitt (z. B. A. femoralis, V. femoralis) sollte ein Schallkopf mit der Sendefrequenz von 4 MHz zum Einsatz kommen.

Die Einsatzmöglichkeiten der nichtdirektionalen Doppler-Sonographie für die Gefäßdiagnostik sind in Tab. 4.3 dargestellt.

Periphere Venen
Strömungsnachweis
• *akut*: - Phlebothrombose (Unterschenkel unsicher!) - Thrombophlebitis (DD zur Lymphangitis) • *chronisch*: - Kollateralzirkulation, z.B. postthrombotisches Syndrom
Strömungsrichtung
• Venenklappeninsuffizienz • Insuffizienz der V. perforantes • tiefe Leitveneninsuffizienz • hämodynamische Veränderungen bei - a.v.-Fisteln - Vena cava inferior-Syndrom - Rechtsherzinsuffizienz
Periphere Arterien
Strömungsnachweis
• *akut*: Embolie • *chronisch*: peiphere arterielle Verschlußkrankheit (poststenotische Druckmessung!)

Abb. 4.3: Die Anwendung der nichtdirektionalen Ultraschall-Doppler-Sonographie.

Es sollte das Ziel sein, daß jeder allgemeintätige Arzt mit dieser Methode vertraut ist, zumal mit den kleinen Pockettgeräten die Untersuchungsmethode auch bei Hausbesuchen ohne weiteres für die Akutgefäßdiagnostik Anwendung finden kann.

Liegt die nötige Erfahrung vor, ist diese Untersuchungsmethode weniger zeitaufwendig und liefert gut reproduzierbare Ergebnisse, die einen hohen Aussagewert besitzen.

Die Grundlagen für die Anwendung der Ultraschall-Dopplermethode können leicht erlernt werden (Anwenderseminare).

4.2.1.2. Direktionale Doppler-Sonographie

Während bei der nichtdirektionalen Doppler-Sonographie die Blutströmungen lediglich an Hand des akustischen Signals erkannt und bewertet werden kann, kommt bei der direktionalen Doppler-Sonographie durch erhöhten technischen Aufwand die Möglichkeit hinzu, auch die Strömungsrichtung im Verhältnis zur Schallkopflage zu erkennen.

Weiterhin gestattet diese Methode die akustischen Signale nach entsprechender elektronischer Umwandlung graphisch zu registrieren (☞ Abb. 4.4).

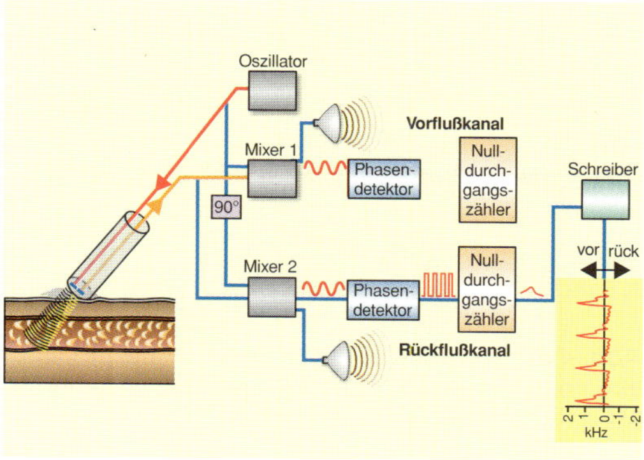

Abb. 4.4: Funktionsschema eines direktionalen Doppler-Gerätes.

Graphisch wird die Richtung der Blutströmung als Summenkurve auf einen Monitor und auf einen integrierten Schreiber dargestellt. Dabei werden orthograde Strömungen üblicherweise oberhalb und retrograde Strömungen unterhalb einer kontinuierlich dargestellten Nullinie aufgezeichnet. Um die Dopplerfrequenzen in einen der Strömungsgeschwindigkeit proportionalen Ausschlag umzusetzen, verwendet man bei derartigen Geräten einen sogenannten Nulldurchgangszähler. Hier wird auf einfachste Art und Weise die Frequenz des Dopplersignales ausgezählt und in einen analogen Spannungswert umgesetzt.

Im folgenden sind zwei Anwendungsbeispiele dargestellt.

Liegt eine akute Phlebothrombose, z.B. im Bereich der V. femoralis vor, so wird man ein atemabhängiges, venöses Strömungsgeräusch nicht mehr registrieren können. Hier liegt dann eine sogenannte Nullströmung vor (☞ Abb. 4.5).

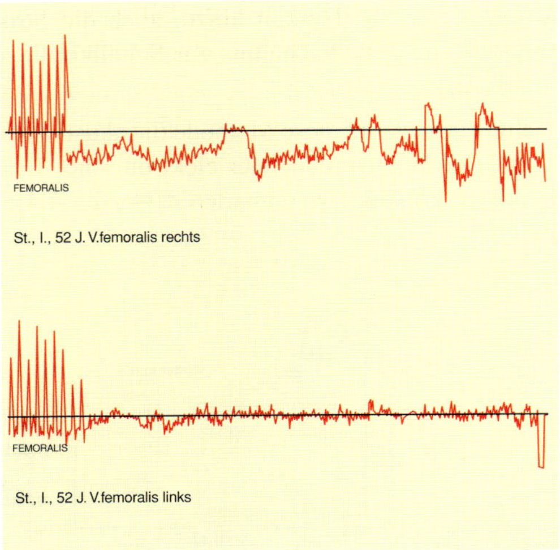

Abb. 4.5: Kurvenbeispiel für eine akute Phlebothrombose links (sog. Nullfluß über der V. femoralis links).

Für die Diagnostik der Venenklappenfunktion werden Kompressionsmanöver ebenso wie die Anwendung der atemabhängigen Blutströmung in Form eines tiefen Atemzuges oder des sogenannten Valsalva-Manövers eingesetzt (☞ Abb. 4.6).

Die Sensitivität für die Erkennung einer Phlebothrombose liegt im ileo-femoralen Bereich bis hin zur V. poplitea bei etwa 85 %. Dies gilt auch für die Spezifität der Methode (Verhältnis richtig erkannter Normalbefunde zur Gesamtzahl der Normalbefunde). Im Unterschenkelbereich, wo bekanntlich drei Unterschenkelvenenpaare vorhanden sind, läßt die Treffsicherheit deutlich nach und liegt in diesem Bereich bei etwa 30 %.

Die Anwendung der Ultraschall-Dopplerdiagnostik ist für den Patienten völlig ungefährlich. Deshalb kann dieses Verfahren auch zur Überwachung thrombosegefährdeter Patienten, auch in der Schwangerschaft, eingesetzt werden.

Bei der Beurteilung des Venensystems, insbesondere bei der sehr wichtigen Thrombosediagnostik, müssen bestimmte Fehlerquellen beachtet werden, die von Seiten des Patienten auf das Untersuchungsergebnis Einfluß haben (☞ Tab. 4.4).

Thrombosediagnostik Mögliche Fehlbeurteilungen
• Kompression einer Vene von außen (Hämatom, Baker-Zyste) • mehrfach angelegte V. femoralis oder V. poplitea • nichtverschließende wandständige Thrombosen • Thrombosen außerhalb der Leitvenen (V. femoralis profunda) • ausgeprägte Kollateralvenen • Hyperämie in einer Extremität (Entzündung, Tumor) • Rezidivthrombose bei postthrombotischen Syndrom • thorakaler Atemtyp oder erhöhter peripherer Venentonus

Tab. 4.4: Mögliche Fehlbeurteilungen speziell in der Thrombosediagnostik beim Venenpatienten.

Die Vorteile der Ultraschall-Doppleruntersuchung liegen in der Vielseitigkeit der Methode, da sie bei arteriellen und venösen Gefäßerkrankungen eingesetzt werden kann.

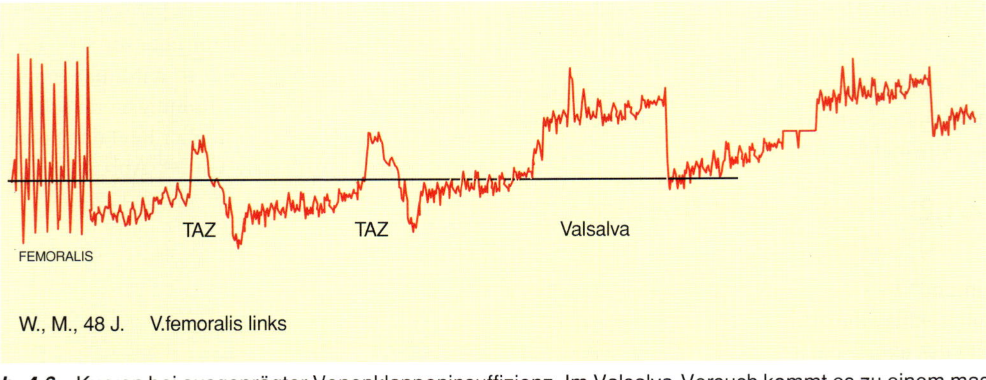

Abb. 4.6: Kurven bei ausgeprägter Venenklappeninsuffizienz. Im Valsalva-Versuch kommt es zu einem massiven venösen Rückstrom (Ausschlag nach oben).

Ihre Aussagen hängen im wesentlichen von der Physiologie und Pathophysiologie der venösen Zirkulation im Bereich der Beinvenen ab, die natürlich vom Untersucher beherrscht werden muß.

Die Methode der direktionalen Doppler-Sonographie muß sorgfältig erlernt werden (Kurssysteme), um mit hoher Treffsicherheit eingesetzt werden zu können.

Dennoch gibt es eine Reihe von Fehlermöglichkeiten, die von Seiten des Untersuchers einen Einfluß auf das Untersuchungsergebnis haben können (☞ Tab. 4.5).

Ultraschall-Doppler-Untersuchung Fehlerquellen
• mangelnde Zeit oder Erfahrung • Abrutschen der Sonde z.B. bei Kompressionsmanövern • falsche Sondenposition • falsche Sondenwahl (z.B. 8 MHz-Sonde für V. femoralis bei adipösen Patienten) • Verformung oder Verlegung der Vene durch Sondenkompression

Tab. 4.5: Fehlerquellen bei der venösen Ultraschall-Doppler-Untersuchung durch den Untersucher.

Bei der Vielseitigkeit der Ultraschall-Doppleruntersuchung sollte diese Methode als apparatives Untersuchungsverfahren immer am Anfang jeder angiologischer Diagnostik stehen.

4.2.1.3. Bildgebende Ultraschallverfahren

Mit **Ultraschall-Echt-Zeit-Geräten** (real-time-B-scan) können die großen venösen Gefäße im Abdominalbereich, im Bereich der Halsvenen und auch die großen tiefen Beinvenen im Oberschenkel- und Beckenbereich gut dargestellt werden. Die Beurteilung kann nur im Zusammenhang mit anderen anatomischen Strukturen erfolgen, so daß funktionelle, strömungsbedingte Aussagen damit nicht möglich sind.

Für die Thrombose-Diagnostik spielt die Komprimierbarkeit der Venen im Extremitätenbereich mit diesem Verfahren eine große Rolle. Thrombosierte Venen lassen sich nicht durch den Schallkopf komprimieren, und diese Gefäße weisen bei älteren Thrombosen deutliche Binnenechos im Gefäß auf. Allerdings wird hier dann die Differenzierung der Venen zum umliegenden Gewebe schwierig.

Die **Duplex-Sonographie** ist eine Kombination vom sogenannten B-Bild der regulären Ultraschall-Untersuchungen mit der Doppler-Methode, die eine quantitative Analyse der Blutströmung in den beschallten Gefäßen erlaubt. Die Vorteile beider Methoden ergänzen sich hier optimal. Eine weitere Verbesserung dieses Verfahrens ist durch die farbcodierte Darstellung der Blutströmung in dem B-Bild des untersuchten Gewebsabschnittes erfolgt.

Eigentlich müßte hier dann von der sogenannten Triplex-Sonographie gesprochen werden.

Die Indikation für den Einsatz der Duplex-Sonographie sind in Tab. 4.6 dargestellt (Marshall, 1994). Diese Methode der Duplex-Sonographie ist im besonderen Maße auch für die Bearbeitung wissenschaftlicher Fragestellungen geeignet (☞ Tab. 4.6).

Primär phlebologische Indikationen
• Thrombosediagnostik und Thrombusalterbestimmung (mit Einschränkungen), auch Nachweis stenosierender und "flottierender" Thromben • Nachweis und exakte Lokalisation insuffizienter Perforansvenen einschließlich Mündungsinsuffizienz der Stammvenen • Differenzierung der tiefen Leitveneninsuffizienz: dilatativ oder postthrombotisch • Überprüfung therapeutischer Maßnahmen: - Sklerotherapie (Nachweis von Rekanalisationen u.a.) - Varizenchirurgie - Thrombolyse und Thrombektomie u.a.
Differentialdiagnostische Abklärung
• Arterienerkrankungen • zystische Gefäßwanddegenerationen; Baker-Zysten mit und ohne Kompression der Leitvene • Leistenhernien • postthrombotisches Syndrom/Lymphödem/ Lipödem • sonstige Weichteil-, arthrogene und ossäre Erkrankungen

Tab. 4.6: Indikationen für die Duplex-Sonographie bei Venenpatienten.

In der Thrombosediagnostik ist es besonders wichtig, genaue Informationen über das Alter der Thrombose bzw. seiner einzelnen Abschnitte zu erfassen.

Die Duplex-Sonographie ist die einzige Methode, die gegenwärtig genauere Aussagen über das Thrombusalter direkt erlaubt (☞ Abb. 4.7-9).

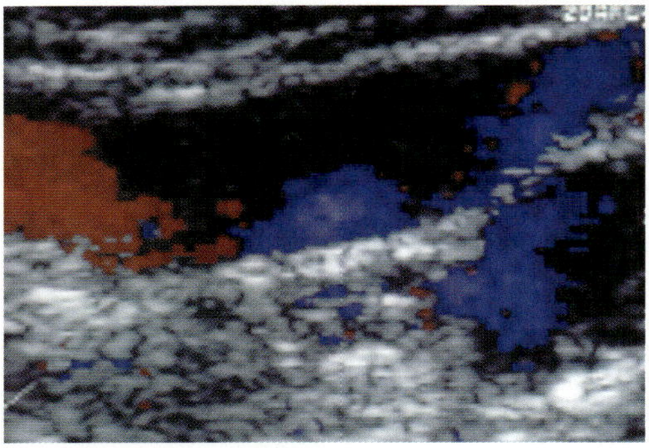

Abb. 4.7: Duplex-Sonographie. Umflossener Thrombus in der V. jugularis.

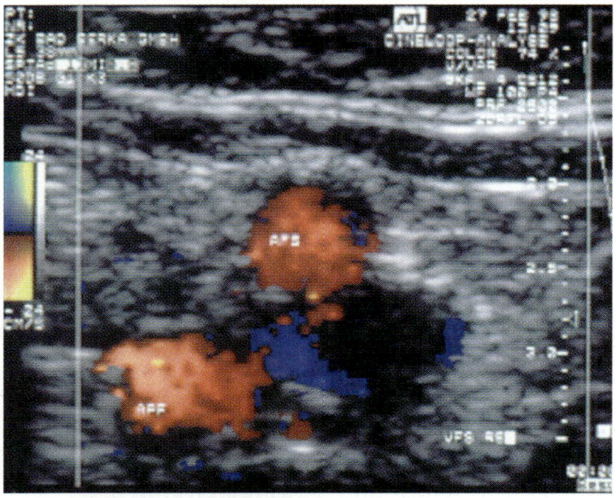

Abb. 4.8: Teilweise umflossene Thrombose in der V.femoralis superficialis (Querschnitt).

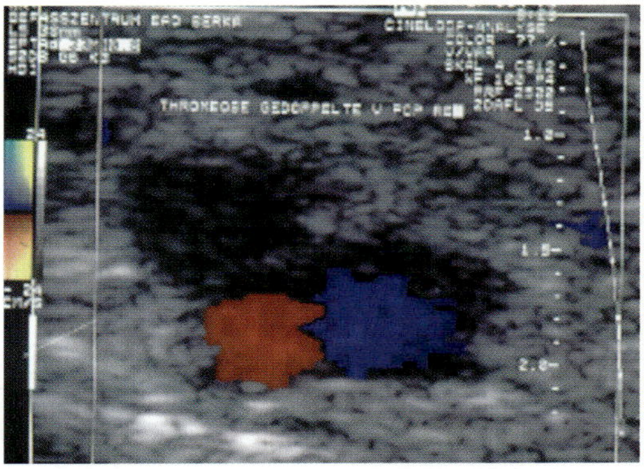

Abb. 4.9: Thrombose in gedoppelter V. femoralis rechts.

Die Altersbestimmung ist im Hinblick auf die therapeutischen Konsequenzen besonders wichtig, da ältere Thrombusabschnitte keiner Thrombolysetherapie mehr zugeführt werden können (☞ Tab. 4.7).

Dem hohen Stellenwert der Duplex-Sonographie in der Phlebologie stehen die hohen Anschaffungskosten und die umfangreichen Weiterbildungsanforderungen für den Einsatz dieser Methode etwas entgegen.

4.2.2. Plethysmographie

Die bei Venenerkrankungen auftretenden Volumenschwankungen werden mit plethysmographischen Untersuchungsverfahren in verschiedener Weise erfaßt.

Je nach der Arbeitsweise, wie die Volumenrezeptoren aufgebaut sind, unterscheidet man verschiedene plethysmographische Untersuchungsverfahren.

Venenverschlußplethysmographie

Die Venenverschlußplethysmographie hat wohl die größte Verbreitung gefunden.

Bei dieser Methode werden die Volumenschwankungen mit Quecksilber-gefüllten Dehnungsmeßstreifen (Strain gauge) erfaßt. Um die Volumenreaktion der venösen Gefäße in einem Extremitätenabschnitt beurteilen zu können, wird zusätzlich eine Staumanschette am Oberschenkel angelegt. Diese wird schrittweise mit einem Druck von 40 - 80 mmHg aufgepumpt und distal davon die Volumenzunahme mittels der genannten Dehnungsmeßstreifen aufgezeichnet (☞ Abb. 4.10).

Sonographischer Befund	Beurteilung	Klinische Konsequenz
Oft echofrei/-arm, **deutlich vermindert kompressibel**, keine spontanen und induzierten Flußsignale, Vene dilatiert, (Wandverdickung, -ödem)	üblicherweise frische Thrombose	wahrscheinlich lysierbar
Meist vermehrte Binnenechos, **nicht kompressibel**, keine Flußsignale, Wandkonturunregelmäßigkeiten, Wandverdickung	in Organisation befindliche Thrombose	nur in etwa 50 % der Fälle lysierbar (ggf. sehr kritische Indikationsstellung)
Zahlreiche dichte Binnenechos (echofreie/-arme zentrale Bezirke möglich - ohne Flußsignale), Gefäßwand nicht abgrenzbar	ältere = organisierte Thrombose	nicht lysierbar

Tab. 4.7: Möglichkeiten zur Altersbestimmung bei venösen Thrombosen.

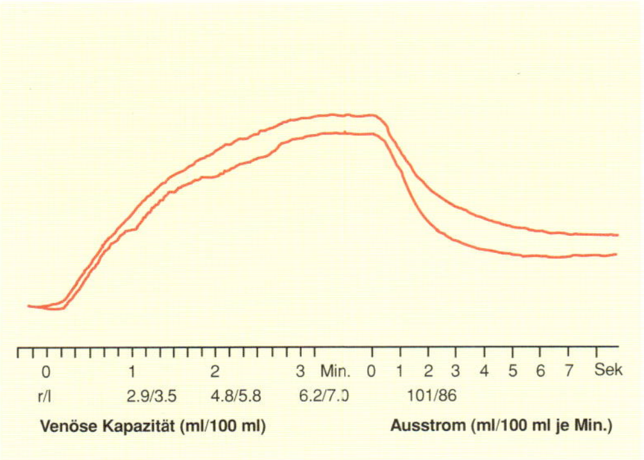

Abb. 4.10: Schematische Darstellung einer Venenverschlußplethysmographie (Strain gauge-Plethysmographie nach Dr. Gutmann) bei Varikosis mit deutlich erhöhter venöser Kapazität.

Man erfaßt damit die druckabhängige, venöse Blutfüllung (venöse Kapazität) in Milliliter, bezogen auf einen Gewebsanteil von 100 ml Gewebe.

Im zweiten Teil der Untersuchung wird das mit einem Druck von 80 mmHg angestaute venöse Blut durch Entlüftung der Staumanschette abgelassen. Die Extremität ist dabei in einem Winkel von 45 ° hochgelagert, so daß es normalerweise sehr schnell zum Rückfluß des Blutes aus dem Bein in den Körper kommt. Mittels der Dehnungsmeßstreifen wird der venöse Abstrom in ml/min pro 100 ml Gewebe aufgezeichnet und kann besonders für die Thrombose-Diagnostik, aber auch für die Beurteilung des postthrombotischen Syndroms eingesetzt werden.

Bei modernen Geräten zur Venenverschlußplethysmographie wird neben der Kurvenregistrierung auch eine computergestützte Auswertung der interessierenden Meßgrößen durchgeführt.

Impedanzplethysmographie

Bei dieser Plethysmographiemethode werden ebenso ein venöses Füllungsvolumen und der venöse Abstrom erfaßt. Hier dient die elektrische Widerstandsmessung des Gewebes (Gewebeimpedanz) gegenüber einem mittelfrequenten Wechselstrom als Rezeptor.

Dazu müssen insgesamt vier Elektroden an die entsprechende Extremität angelegt werden. Kurvenregistrierung und Auswertung werden heute hier auch computergestützt durchgeführt.

Pneumatische Plethysmographie

Hier dienen luftgefüllte Manschetten als Volumenrezeptoren. Die pneumatische Plethysmographie zeichnet sich vor allem durch eine hohe Meßgenauigkeit und eine sehr geringe Störanfälligkeit aus, was die Reproduzierbarkeit der Meßergebnisse begünstigt.

Ein sogenannter Arbeitsversuch erlaubt eine quantitative Beurteilung der Waden-Muskel-Pumpe (*Großmann*, 1979).

Hydraulische Plethysmographie

Bei dieser Methode werden die Volumenschwankungen mittels eines wassergefüllten Gefäßes erfaßt, in die die zu untersuchende Extremität eingetaucht wird. Sie stellt die älteste plethysmographische Untersuchungsmethode dar, wobei in den Anfängen der plethysmographischen Untersuchungstechnik diese Volumenschwankungen lediglich mit einem Steigrohr gemessen werden konnten. Bei den heutigen hydraulischen Plethysmographiegeräten wird die verdrängte Volumenmenge fortlaufend mit einer Waage gemessen und aufgezeichnet, so daß auch zeitliche Volumenverschiebungen sehr genau erfaßt werden können. Mit diesem hydraulischen Meßverfahren gelingt es auch Aussagen zur Kapillarpermeabilität und zur Kapillarfiltration in dem untersuchten Gliedmaßenabschnitt zu erhalten. Die Meßergebnisse sind sehr genau, der zeitliche Aufwand der Messung ist jedoch relativ groß, so daß sie vor allem Untersuchungen mit wissenschaftlichen Fragestellungen vorbehalten bleibt.

4.2.3. Lichtreflex-Rheographie (LRR)

Mit dieser Methode wird die Blutfüllung subkutaner, kapillärer Gefäßareale untersucht.

Dazu wird infrarotähnliches Licht von einer Diode in das Gewebe eingestrahlt. Die Reflektion des roten Lichtes durch die in den Kapillaren strömenden Blutkörperchen wird mit einem Fototransistor aufgenommen und für die Registrierung elektronisch aufgearbeitet.

Für die venöse Gefäßdiagnostik stehen zwei verschiedene Gerätevarianten zur Verfügung:

Lichtreflexionsrheographie (LRR)

Die Lichtreflexionsrheographie (LRR) hat drei nebeneinander angeordnete Strahlungsquellen, wodurch eine gleichmäßige Hautdurchleuchtung gewährleistet wird und damit eine artefaktarme Signalaufnahme erfolgen kann.

Da die Volumenschwankungen in den venösen Kapillarnetzen relativ gering sind, muß ein Funktionstest erfolgen. Dazu werden die Rezeptoren im distalen Unterschenkelbereich auf der Haut angebracht und der Probant wird aufgefordert zehn mal eine Dorsal- bzw. Plantarflexion des Fußes durchzuführen, um durch die Waden-Muskelarbeit hier das Abpumpen des Blutes aus den Hautgefäßarealen zu erzeugen. In der anschließenden Ruhephase füllen sich bei gefäßgesunden Probanden die venösen Gefäße langsam wieder auf, und man kann eine sogenannte Wiederauffüllzeit als relativ objektives Kriterium für die Auswertung dieser Untersuchungsmethode heranziehen (☞ Abb. 4.11).

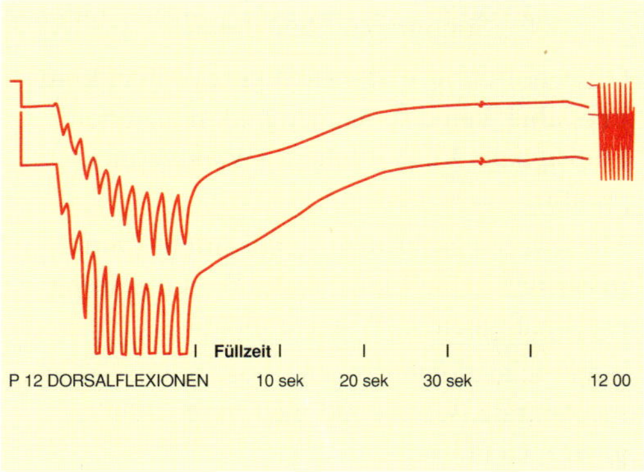

Abb. 4.11: Normales Lichtreflexionslethysmogramm (LRP). Die Wiederauffüllzeit (WAZ) liegt bei > 30 Sekunden (System Dr. Gutmann).

> Liegen Venenklappeninsuffizienzen vor, so wird die Wiederauffüllzeit relativ stark verkürzt, so daß hier Aussagen über die mehr oder weniger globale Beinvenenfunktion gemacht werden können.

Die Zuverlässigkeit des Untersuchungsergebnisses hängt einerseits von der Mitarbeit des Patienten ab, andererseits spielen viele Einflußfaktoren bei Anlegen des Rezeptors (Anlagedruck, Hautverfärbung, Ödeme, Entzündungen) eine Rolle.

Wird diese Untersuchungsmethode mit Tourniquès im Bereich insuffizienter Venenklappen kombiniert, so kann eine Aussage über die Besserbarkeit einer chronischen Venenerkrankung durch operative Maßnahmen mit gewissen Einschränkungen durchgeführt werden (☞ Abb. 4.12).

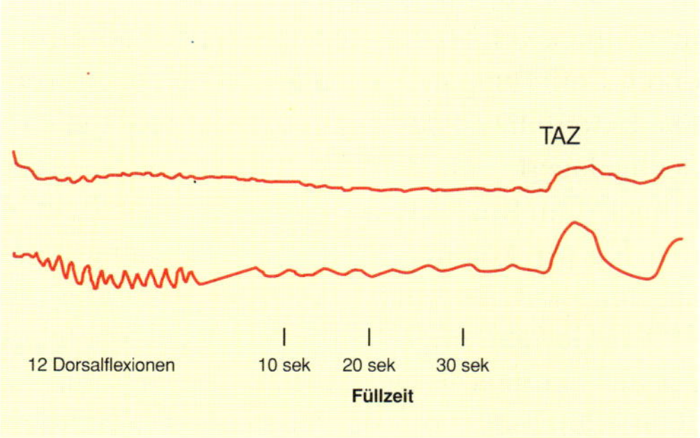

Abb. 4.12: LRP bei nichtbesserbarer chronisch venöser Insuffizienz. Die WAZ liegt nach Kompression unter 10 Sekunden, tiefe Atemzüge (TAZ) sind oberhlb des Knöchels im Venensystem registrierbar

Digitale Fotoplethysmographie (PPG)

Bei diesem Gerät handelt es sich um relativ kleine Rezeptoren, die auf der Haut aufgesetzt werden. Der Untersuchungsablauf und die Bewertung sind ähnlich.

4.2.4. Phlebodynamometrie

Die periphere Venendruckmessung (Phlebodynamometrie) ist ein sehr genaues Untersuchungsverfahren, bei dem durch Punktion einer Fußrückenvene der venöse Druck nach Anschluß eines Druckmeßgerätes gemessen werden kann (*May, R., Kriessmann, A.*, 1978).

Die Messung des Venendruckes im Liegen oder auch im Stehen allein ist nur von geringer Bedeutung. Wesentlich wichtiger ist es, die Phlebodynamometrie im Stehen durchzuführen und den Probanden aufzufordern, zehn mal in den Zehenstand zu gehen oder auch zehn mal eine Kniebeuge auszuführen, um hier durch die Betätigung der Sprunggelenks- und Waden-Muskelpumpe das Blut aus der Extremität abzupumpen. In der Regel kommt es bei diesem Pumpmanöver zu einem Druckabfall von 40 - 60 mmHg, der in der geeichten Druckkurve genau bestimmt werden kann (☞ Abb. 4.13).

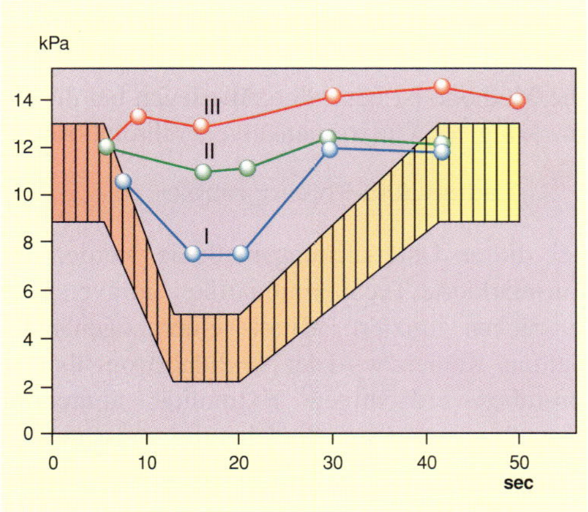

Abb. 4.13: Phlebodynamometrie bei chronisch venöser Insuffizienz im Schweregrad I-III. Der Normalbereich ist schraffiert dargestellt.

Bei einem funktionsfähigen Venensystem erfolgt der Druckanstieg langsam, da über den arteriellen Zufluß die Venen sich erst nach und nach wieder auffüllen und damit der Druck wieder ansteigen kann. Bei ausgedehnter Stammvaricosis ist die Druckanstiegszeit deutlich verkürzt, so daß hier quantitative und exakte Meßwerte sowohl im Hinblick auf die Druckreduktion als auch auf die Wiederauffüllungsdynamik gewonnen werden können.

Werden durch einen Torniquè die insuffizienten Venen ausgeschaltet bzw. durch die Hand des Untersuchers komprimiert, kann man auch bei Wiederholung des Meßverfahrens etwas über die Effektivität einer ins Auge gefaßten Varizenoperation aussagen, da nach manueller Ausschaltung der insuffizienten Venenbereiche der Druckabfall zunimmt und die Druckanstiegszeit sich wieder deutlich verlängert.

Für spezielle Fragestellungen im Bereich der Beckenvenen kann auch durch Punktion der V. femoralis und Druckmessungen in diesem Bereich genaue Aussagen über die Hämodynamik im Beckenbereich gemacht werden (*Weber* und *May*, 1990).

4.2.5. Phlebographie

Die Kontrastmitteldarstellung der Venen ist eine sehr wichtige Methode, die eine sehr hohe Treffsicherheit für die Beantwortung der diagnostischen Fragen im Bereich des Venensystemes besitzt.

Nicht zuletzt wird sie deshalb immer noch als sogenannter "Goldstandard" in der phlebologischen Diagnostik bezeichnet.

Bei dieser Untersuchung erfolgt die Injektion eines wasserlöslichen Kontrastmittels in eine Fußrückenvene des erkrankten Beines und danach wird der Abfluß des Kontrastmittels beobachtet und fotografisch dokumentiert.

Die ascendierende Beinphlebographie mit Durchleuchtung und digitaler Bildverarbeitung einschließlich des dabei durchzuführenden Valsalva-Manöver geht auf *May* und *Nissl* (1973) und auf *Hach* (1996) zurück.

Die Phlebographie ist indiziert, wenn durch die anderen nichtinvasiven phlebologischen Untersuchungsverfahren eine ausreichende Abklärung des Krankheitsbildes nicht sicher durchgeführt werden kann oder nach dem morphologischen Befund, den die Phlebographie liefert, entscheidende therapeutische Konsequenzen (z.B. Thrombolysetherapie) abgeleitet werden sollen (☞ Abb. 4.14+15).

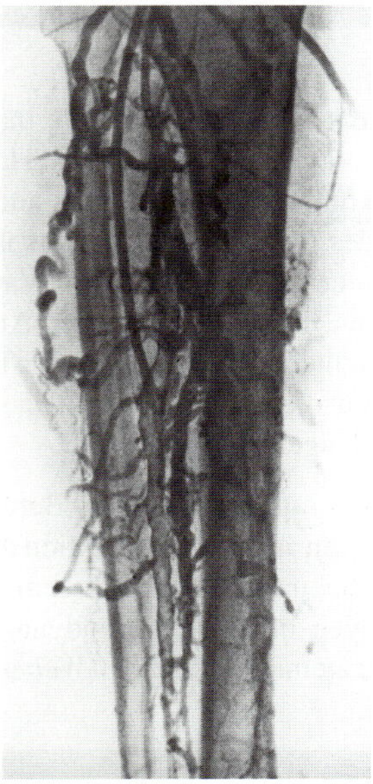

Abb. 4.14: Phlebographische Darstellung einer isolierten Unterschenkelvenenthrombose.

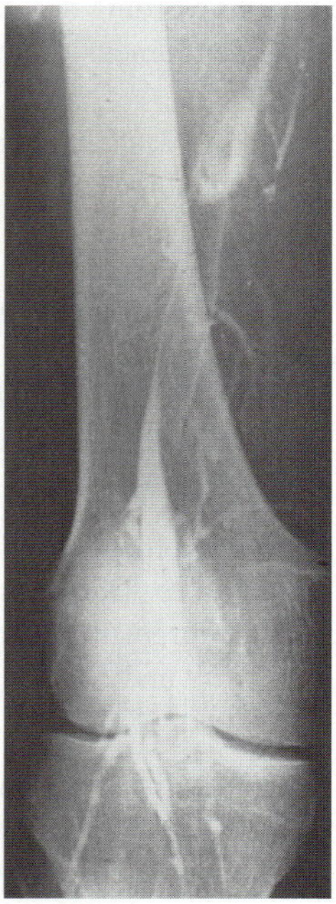

Abb. 4.15: Phlebographie einer frischen Phlebothrombose im Bereich der V. poplitea und distalen V. femoralis.

Die Phlebographie ist nicht indiziert als Kompensation für unzureichende klinische Untersuchungen oder fehlende Erfahrungen mit der Anwendung nicht invasiver Untersuchungsmethoden. Die Phlebographie ist nicht routinemäßig erforderlich vor jeder Strippingoperation, sondern nur, wenn hier besondere Fragen einer genauen Abklärung vor der in Erwägung gezogenen Operation durchgeführt werden müssen.

Auch für die Indikationsstellung zur Verödungsbehandlung ist die Phlebographie als Untersuchungsmethode nicht erforderlich.

4.2.6. Weitere Untersuchungsmöglichkeiten

Es gibt noch eine Reihe von weiteren Untersuchungsmöglichkeiten, die zur Abklärung bestimmter Venenerkrankungen eingesetzt werden. Diese sind im nachfolgenden kurz aufgeführt.

Radiofibrinogentest

Dieser Test wird mit Jod markiertem Humanfibrinogen durchgeführt, welches intravenös dem zu untersuchenden Patienten gespritzt wird. Mittels eines Strahlendetektors kann dann die Einlagerung des Fibrinogens in Gerinnseln durch eine entsprechend erhöhte Impulsrate nachgewiesen werden. Die Methode ist besonders für die Thrombosefrüherkennung bei Patienten geeignet, bei denen mit einer Thrombose gerechnet werden muß.

Die Methode ist besonders überlegen bei der Erkrankung von Unterschenkelvenenthrombosen.

Radionuklid-Phlebographie

Bei dieser Untersuchungsmethode werden mit ^{99}m-markierte Technetiumpartikel intravenös im Fußrücken injiziert. Mittels einer sogenannten Gamma-Kamera wird der Nuklidabstrom über der thromboseverdächtigen Extremität aufgenommen. Bei vermehrter Speicherung weist das auf thrombotische Prozesse hin. Wegen des relativ schlechten Auflösungsvermögens kann die Isotopenphlebographie nie eine Konkurrenz zur eigentlichen Kontrastmittelphlebographie sein. Sie hat jedoch den Vorteil, daß bei Verdacht auf Lungenembolie mit diesem Verfahren auch der Lungenkreislauf untersucht werden kann und damit genaue Aussagen zu evtl. abgelaufenen Lungenembolie möglich sind.

Thermographische Meßmethoden

Diese Verfahren orientieren sich an Temperaturunterschieden, die bei Thrombosen oder entzündlichen Erkrankungen im Bereich der Extremität auftreten können. Sowohl die Flüssigkristallthermographie, die mit auflegbaren Folien arbeitet als auch die elektronische Thermographie haben sich bei dem dazu notwendigen großen apparativem Aufwand nicht durchsetzen können.

Die Methoden sind sehr unspezifisch und können damit für eine verläßliche Diagnostik keine Anwendung finden.

Magnetresonanztomographie

Die bildgebenden Möglichkeiten der Magnetresonanztomographie sind vor allem im Oberschenkel- und Beckenbereich hilfreich, zumal hier auch andere Strukturen (z. B. Tumorinfiltration), die Ursache für venöse Abflußstörungen sein können, genau erfaßt werden. Auch für die Erkennung der Thromboseausbreitung vom Becken in die V. cava hinein kann man mit dieser Methode genaue Informationen erzielen.

Der große apparative Aufwand und die hohen Kosten begrenzen diese Untersuchungsmethode meist auf klinisch wichtige Fragestellungen.

Laboruntersuchungen

Für die Beurteilung der Venenerkrankungen ist es wichtig, unbedingt vom Patienten ein **komplettes Blutbild** zu haben, damit Störungen in der Blutzusammensetzung (Polyglobulie, Thrombozytose) rechtzeitig erkannt werden können.

Weiterhin sind die endogenen Risikofaktoren für Blutgerinnungsstörungen zu erfassen (☞ Tab. 3.3) da hiervon ganz entscheidend abhängig gemacht werden muß, inwieweit eine gerinnungswirksame Therapie durchgeführt und wie lange diese Behandlung fortgesetzt werden muß. Bei angeborenen Gerinnungsstörungen ist es unter Umständen notwendig, eine lebenslange Antikoagulanzientherapie zur Thromboseprophylaxe anzuwenden.

> Treten bei älteren Patienten häufiger Thrombosen auf oder erkranken diese rezidivierend an Thrombophlebitiden, muß immer daran gedacht werden, daß diese Ausdruck eines Tumorleidens sein können.

In diesen Fällen ist es wichtig, eine Reihe von Laboruntersuchungen als sogenanntes "Suchtprogramm" zur Erkennung eines etwaigen Tumorleidens auszuführen (☞ Tab. 4.8).

Untersuchungsprogramm zur Tumorsuche
• BKS, Blutbild
• Fe, Elektrophorese, alkalische Phosphatase
• Urinstatus, Blut im Stuhl
• Röntgen-Thorax
• Sonographie Abdomen
• ggf. gynäkologische Untersuchung
• (weiterführend ggf. Endoskopie)
• (Tumormarker)

Tab. 4.8: Untersuchungsprogramm zur Tumorsuche bei Thrombosen und rezidivierenden Thrombophlebitiden.

Es wurden eine Vielzahl von Untersuchungsmethoden mit sehr unterschiedlichen Aussagen zur Erkrankung des Venensystems vorgestellt. Diese Methoden gewinnen an Wert, wenn sie in bestimmten Kombinationen ihren Einsatz finden. Damit wird auch die Treffsicherheit für bestimmte diagnostische Fragestellungen deutlich erhöht.

Für den Verdacht einer tiefen Beinvenenthrombose ist das in Abb. 4.16 beispielhaft dargestellt.

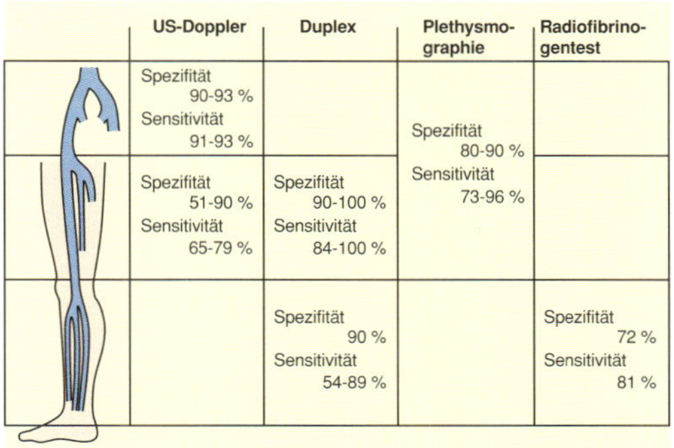

Abb. 4.16: Beispiel für die Verbesserung der Venendiagnostik durch Kombination verschiedener Untersuchungsverfahren, z.B. in der Thrombosediagnostik (Wienert, 1993).

4.3. Literaturverzeichnis

Großmann, K., Schwarz, R. (1979) Der plethysmographisch registrierte Arbeitsversuch und seine Beziehung zur Phlebodynamometrie. Dt. Ges.wesen 34, 2201 -2205

Hach, W., Hach-Wunderle, V. (1996) Phlebographie der Bein- und Beckenvenen. Schnetztor Konstanz

Marshall, M. (1987) Praktische Phlebologie. Springer Berlin

Marshall, M. (1994) Diagnostik der Venenerkrankungen. Herz/Kreisl. 26, 264 - 267

May, R., Kriessmann, A. (1978) Periphere Venendruckmessung. Thieme Stuttgart

May, R., Nissl, R. (1973) Die Phlebographie der unteren Extremität. Thieme Stuttgart

Weber, J., May, R. (1990) Funktionelle Phlebographie. Thieme Stuttgart

Wienert, V. (1993) Beinveneninsuffizienz. Schattauer Stuttgart

Therapie der chronisch-venösen Insuffizienz

5. Therapie der chronisch-venösen Insuffizienz

5.1. Allgemeine Maßnahmen

Unter dem Begriff "Allgemeine Maßnahmen" wird die sogenannte Basistherapie für alle Venenpatienten verstanden.

Diese grundlegende Allgemeinbehandlung soll
- zu einer Entlastung der Venenwände
- zu einer Verbesserung des Blutrückflusses aus den Beinen und damit
- zu einer Verbesserung der Heilung

führen.

Die allgemeinen Maßnahmen dienen auch dazu, die Progredienz der chronischen Venenerkrankung zu vermindern und stellen somit einen wichtigen Faktor dar, der in der Behandlung des chronischen Venenleidens niemals außer acht gelassen werden sollte.

Ziel ist es, mit der Anwendung allgemeiner Behandlungsmaßnahmen für Venenkranke durch eigene Mitarbeit die subjektiven Beschwerden, die mit dem Venenleiden auftreten, deutlich zu reduzieren oder ganz zum Abklingen zu bringen.

5.1.1. Indirekte Behandlungsmaßnahmen

Man unterscheidet bei der Behandlung der chronischen Venenerkrankung einmal zwischen indirekten Maßnahmen, die ständig beachtet werden sollen und angewandt werden, um **passiv** einen verbesserten Blutrückfluß aus den Beinen zu unterstützen. Zum anderen stehen **aktive** Behandlungsmethoden zur Verfügung, die gezielt und direkt eine Förderung des venösen Rückstromes bewirken.

Es sollen alle Maßnahmen verhindert werden, die zu einer Abschnürung im Bereich der Extremitäten führen. Strümpfe mit zu starken Gummizug sind unbedingt zu vermeiden, da diese schon zu einer Drosselung des venösen Rückflusses führen können.

Sehr **langes Stehen oder Sitzen** trägt ebenfalls dazu bei, daß die Stauung in den Beinen verstärkt wird, so daß diese Dinge unbedingt **vermieden** werden sollten. Dazu gehört auch das Übereinanderschlagen der Beine, welches durch Druck auf die V. poplitea den Blutrückfluß aus dem Unterschenkel behindern kann.

Das **Hochlegen der Beine** sollte immer zu den möglichen Gelegenheiten mit **angewandt werden**, da damit eine wesentliche Verbesserung des Blutrückflusses durch Minderung des hydrostatischen Druckes erzielt werden kann. Auch kann das Hochstellen des Bettendes diese Rückflußverbesserung des Blutes über Nacht weiter fördern. Das Fußende sollte wenigstens 15 cm höher gestellt werden.

Längere Einwirkungen von Hitze ist durch die damit verbundene Venenerweiterung und Verstärkung der Blutrückstauung unbedingt zu vermeiden. Das **Stehen am Herd** gehört ebenfalls mit zu diesen Risikofaktoren, da über die Wärmerezeptoren im Gesicht eine Weitstellung der Venen im gesamten Beinbereich bewirkt wird. In diese Rubrik gehört auch die Anwendung der **Sauna**. Hier sollte man sehr zurückhaltend sein, wenn eine chronische Venenerkrankung vorliegt. Wenn überhaupt, sollte der Saunabesuch kurz sein und eine lange Abkühlphase nach der Überwärmung eingehalten werden. In Grenzfällen sollte der Arzt über die Saunaanwendung bei den Venenpatienten konsultiert werden. Das Sonnenbaden mit der damit verbundenen Hitzeeinwirkung ist ebenfalls für Venenkranke nicht zu empfehlen, allenfalls sollte die Sonnenexposition kurz sein und durch Phasen kalten Abduschens unterbrochen werden.

Zu den allgemeinen Maßnahmen gehört auch die **Gewichtsreduktion**, da beim adipösen Patienten eine besondere Druckbelastung der Extremitäten vorliegt. Es sollte auf eine gesunde und natürliche Ernährung geachtet werden.

Die Einwirkung von Umweltgiften und auch das Rauchen sollte vermieden werden.

Die **Regulierung des Stuhlganges** spielt insofern eine Rolle, da bei Obstipation und häufiger Anwendung der Bauchpresse ein erheblicher Druck auf das Venensystem des Bauchraumes und der unteren Extremitäten ausgeübt wird und damit die Belastung der Venenklappen und die Störung des venösen Rückflusses die Folge sind.

Schweres Heben und Tragen wirkt auch über den Mechanismus der Bauchpresse ungünstig bei Venenerkrankungen.

5.1.2. Direkte, aktive Behandlungsmaßnahmen

Während die indirekten Maßnahmen durch Veränderungen des Tagesablaufes und der Lebensgewohnheiten eine Verbesserung des venösen Rückflusses bewirken, sollen aktive Behandlungsmaßnahmen Anwendung finden, die gezielt und durch aktive Mitarbeit des Patienten eine wesentliche Verbesserung der venösen Blutzirkulation erreichen können.

Zu diesen aktiven Maßnahmen gehören:

- Ansteigende kalte Beinbäder (*Kneipp-Therapie*)
- *kaltes Abbrausen* der Beine am Morgen und am Abend
- *Bürstenmassage* der Beine zur Förderung des Blut- und Lymphrückflusses
- *Venengymnastik* mit einem speziellen Übungsprogramm, welches das Fußkreisen, die Aktivierung der Wadenmuskulatur im Stehen, aber auch in Rückenlage in einem festen Ablauf verbindet (Entstauungsübungen nach Brunner, Marshall, 1983)
- *Venen-Walking*: intensives und bewußtes Gehen mit Aktivierung der Fuß-, Unterschenkel und Oberschenkelmuskulatur nach einem zeitlich festgelegten Programm, dies sollte 2 - 3 mal wöchentlich Anwendung finden
- *Venensport*: ideale Sportarten für Venenpatienten sind:
  - Gehen und Wandern
  - Radfahren
  - Schwimmen (Wassertemperaturen zwischen 30 und 32 °C)
  - Tanzen
  - Golfspielen
  - Skilanglauf

Es ist zu empfehlen, die Venengymnastik täglich wenigstens 15 Minuten durchzuführen. Zweimal wöchentlich sollte 60 Minuten ein Venensport zur Anwendung kommen, wobei durchaus auch der Wechsel einzelner Sportarten die Mitarbeit der Venenpatienten noch verbessern kann.

Trotz umfangreicher Literatur über die Venenerkrankungen wird auf diese Allgemeinmaßnahmen nur sehr spärlich eingegangen. Neben der damit verbundenen Anleitungen der zahlreichen Venenpatienten zur Selbsthilfe und zu einem aktiven Beitrag zu eigenen Gesundheit kommt für den Hausarzt noch ein wichtiger Aspekt hinzu.

Es ist für den behandelnden Arzt zwingend erforderlich, den **Einsatz dieser allgemeinen Behandlungsmaßnahmen zu dokumentieren**. Nach dem zur Zeit gültigen Arzneimittelgesetz können sogenannte Venenmittel, also die medikamentöse Therapie venöser Erkrankungen nur dann von den Krankenkassen erstattet werden, wenn die allgemeinen Maßnahmen nicht zu einem Therapieerfolg geführt haben.

Es ist damit für den behandelnden Arzt wichtig, diese Behandlungsformen in seinen Unterlagen zu dokumentieren, um bei eventuellen Rückfragen oder Regreßforderungen im Einzelfall nachweisen zu können, daß die Anwendung der allgemeinen, nicht medikamentösen Behandlungsformen keine Beschwerdefreiheit oder keine wesentliche Verbesserung der subjektiven Beschwerden des jeweiligen Patienten erbracht haben.

5.2. Kompressionstherapie

5.2.1. Kompressionsverband

Der individuell angepaßte Kompressionsverband ist ein Grundpfeiler der Therapie der chronisch-venösen Insuffizienz.

Zur Initialbehandlung und grundsätzlich auch bei Komplikationen kommt immer der Kompressionsverband zur Anwendung, der solange eingesetzt wird, bis das Ausschwemmen der Ödeme oder das Abheilen des Ulcus cruris erreicht ist.

Um den Behandlungserfolg und die Beschwerdefreiheit weiter zu erhalten, kommt danach der sachgerecht verordnete, medizinische Kompressionsstrumpf zum Einsatz.

Die Kompressionsbehandlung soll die venöse Strombahn mit herzwärts abfallendem Druck möglichst gleichmäßig einengen und dadurch die Strömungsbedingungen verbessern und Blutstauungen beseitigen.

Die arterielle Zufuhr darf dadurch nicht gedrosselt werden!

Durch eine starke Strombahneinengung

- werden venöse Dilatation und Stase deutlich reduziert und
- der venöse Rückstrom geht ganz vorwiegend über die tiefe Venenstrombahn mit einer erheblichen Zunahme der Strömungsgeschwindigkeit einher

In einer krankhaft erweiterten Vene sind die Venenklappen in ihrer Ventilfunktion gestört. Das Blut pendelt je nach den Druckverhältnissen in den Venen hin und her. Durch den Kompressionsverband werden die Venen soweit eingeengt, daß einzelne Venenklappen wieder schließen können und damit der richtungsgerechte Rücktransport des venösen Blutes normalisiert werden kann (☞ Abb. 5.1).

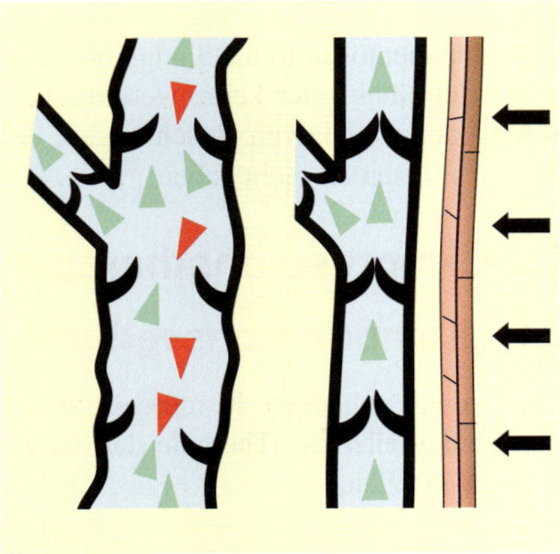

Abb. 5.1: Möglicher Wirkmechanismus eines Kompressionsverbandes. **links**: In einer krankhaft erweiterten Vene können die Venenklappen ihre Ventilfunktion nicht mehr erfüllen. Das Blut pendelt je nach den Druckverhältnissen. **rechts**: Durch den Kompressionsverband werden u.a. die Venen eingeengt, einzelne Venenklappen können wieder schließen, der Rücktransport des venösen Blutes wird weitgehend normalisiert.

Die pathophysiologischen Wirkungsweisen der Kompressionstherapie sind in Tabelle 5.1 zusammengefaßt.

Wirkungsweise	Folge
Erhöhung des Gewebe- und Ödemdruckes	erhöhte Rückresorption von Gewebeflüssigkeit und verminderte Ödembildung
Verminderung des venösen Gefäßdurchmessers	Funktionsfähigkeit vorher relativ insuffizienter Venenklappen, Beschleunigung der venösen Fließgeschwindigkeit
erhöhte fibrinolytische Aktivität	Thromboemboliephrophylaxe
Druck auf die Arterien	CAVE! arterielle Verschlußkrankheit

Tab. 5.1: Die wichtigsten Wirkungsweisen der Kompressionstherapie.

Der **Vorteil des Kompressionsverbandes** besteht unter anderem darin, daß am Anfang der Kompressionsbehandlung bei den sehr unterschiedlichen Ausgangszuständen und Beinformen der Verband die Möglichkeit bietet, diesen individuell den Gegebenheiten anzupassen und damit relativ **schnell und effektiv die notwendigen Behandlungsziele zu erreichen**.

5.2.1.1. Verbandsarten und Bindenmaterial

Man unterscheidet einen **festen, unnachgiebigen Verband mit Kurzzugbinden**, der

- einen relativ niedrigen Ruhedruck
- aber dafür einen hohen Arbeitsdruck beim Stehen und Gehen

erzeugt (☞ Abb. 5.2).

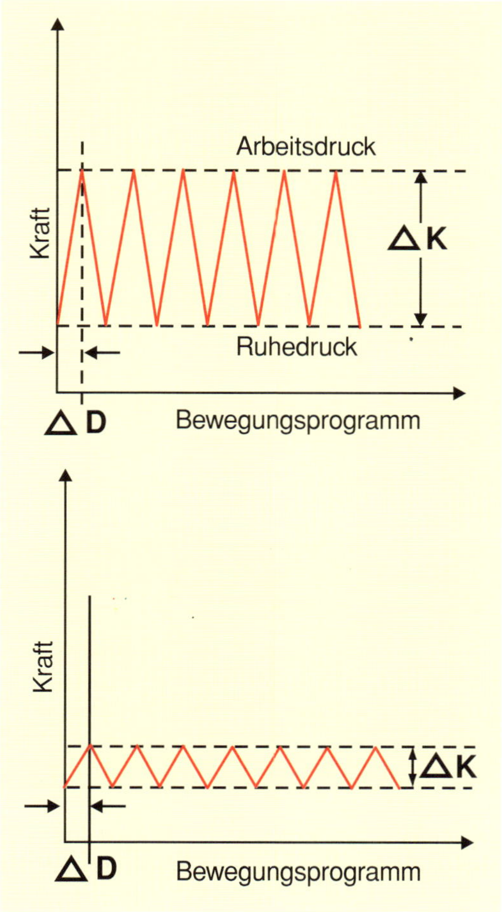

Abb. 5.2: Schematisierte Darstellung der Druckschwankungen bei Zehenständen oder beim Gehen unter einem Kompressionsverband am Unterschenkel. **oben**: Die Kraftdifferenz ΔK ist bei Kurzzugbinden durch den steilen Anstieg der Kurve mit großer Amplitude bei gegebener Dehnungsdifferenz ΔD gekennzeichnet. Die große Druckamplitude ist typisch für eine Kurzzugbinde mit ihrem hohen Arbeitsdruck bei niedrigem Ruhedruck. **unten**: Die durch die Kraftänderung ΔK und die Dehnungsänderung der Binde bei Muskeltätigkeit ΔD bestimmte relativ flache Amplitude bei Langzugbinden dokumentiert, daß sich die Wirkung dieses Bindentyps nur auf das oberflächliche Gefäßsystem beschränkt (relativ hoher Ruhedruck bei niedrigem Arbeitsdruck).

Für diese Verbandsart bildet der gutsitzende Kurzzug-Verband und die Bewegung eine therapeutische Einheit, da unter diesen Bedingungen optimale Verbesserungen im venösen Rückfluß erreicht werden können.

Es gibt weiterhin den **elastischen Verband mit Langzugbinden**, die

- einen Gummianteil enthalten und
- einen relativ hohen Ruhedruck besitzen
- Der Arbeitsdruck ist dagegen relativ niedrig, so daß zusätzlich angewandte Bewegungen die Funktion des Verbandes nicht verbessern können

Diese Verbandsart mit Langzugbinden kommt nur bei bettlägerigen Patienten in Betracht, da unter den Ruhebedingungen und durch den enthaltenen Gummianteil im Verbandsmaterial der relativ hohe Ruhedruck für eine deutliche Verbesserung des venösen Rückstroms unter Ruhebedingungen sorgt.

Bei dieser Verbandsart sollte zweimal am Tag der Verband neu angelegt werden, damit die durch den Gummianteil bewirkte Zugkraft wieder optimiert werden kann, da im Laufe der Zeit durch die Ödemreduktion, die der Verband bewirkt, der Ruhedruck sonst deutlich nachlassen würde.

Nach der Anwendungsdauer des einzelnen Verbandes unterscheidet man weiterhin

- einen **Wechselverband**, der *täglich ein- bis zweimal gewechselt wird*

von einem

- **Dauerverband**, der über *Tage bis zu einer Woche unverändert am Bein des Patienten verbleibt*

Die Wahl des Bindenmaterials hängt von dem individuellem Krankheitszustand des Patienten ab.

Unter den dauerelastischen Kurzzugbinden findet sowohl textiles Material als auch die klebenden Zinkleim-Verbände oder andere Haftbinden ihre Anwendung. Zum Teil werden diese Binden auch kombiniert eingesetzt, um für einen längeren Zeitraum (mehrere Tage) einem effektiven Kompressionsverband anlegen zu können.

Der Druck der Binde oder auch des Strumpfes auf die Oberfläche eines Beines ist nach dem Laplac'schen Gesetzes proportional zur Zugkraft der Binde und umgekehrt proportional zum Radius des umspannten Körperteiles. Dies bedeutet, daß eine gleichmäßige Druckverteilung nur bei ideal zylindrisch geformten Beinen möglich ist. In der Wirklichkeit sind diese Verhältnisse jedoch nicht gegeben, so daß besonders im Bereich der Achillessehne, aber auch im Bereich der Knöchel und am Schienbein sehr hohe Drücke wirken, während in den dabei auftretenden Nieschen der Druck relativ gering ist und damit sowohl Beschwerden auslöst, als auch dort zu Stauungszuständen Anlaß gibt. Es ist deshalb mitunter notwendig, daß diese Regionen konsequent mit einer Polsterung versehen werden, um ein im wesentlichen zylindrisches Profil unter dem Verband zu erzeugen (*Rabe*, 1994).

5.2.1.2. Indikationen

Die Indikationen für eine Kompressionstherapie mit Kurzzugbinden sind sehr vielfältig (☞ Tab. 5.2).

Indikationen zur Kompressionstherapie
• chronisch-venöse Insuffizienz
• Lymphödem
• hydrostatisches Ödem
• Phlebothrombose
• Thrombophlebitis superficialis
• Verödungsbehandlung
• Varizenoperation
• Thromboembolieprophylaxe

Tab. 5.2: Indikationen für eine Kompressionstherapie.

Eine Hauptindikation stellt die chronisch-venöse Insuffizienz mit all ihren verschiedenen Formen bis hin zum Ulcus cruris dar. Die Behandlung eines Ulcus cruris ohne die Anwendung einer fachgerechten Kompressionstherapie ist undenkbar.

Während für bestimmte Formen der chronisch-venösen Insuffizienz die Kompressionstherapie eine Dauertherapie darstellt, sind bei der Thrombophlebitis superficialis oder bei der Phlebothrombose die Kompressionsbehandlung zeitlich begrenzt und richten sich nach der Rückbildung der chronischen Venenveränderungen sowie nach der Lokalisation der auftretenden Thrombosen.

Zur Sklerosierungstherapie und zur Nachbehandlung nach Varizenoperationen wird die Kompressionstherapie zeitlich begrenzt eingesetzt.

5.2.1.3. Kontraindikationen

Die wichtigste Kontraindikation stellt die fortgeschrittene arterielle Verschlußkrankheit dar (☞ Tab. 5.3).

Kontraindikationen der Kompressionstherapie
• periphere arterielle Verschlußkrankheit (Knöchelarteriendruck < 80 mm Hg)
• stark nässende Stauungsdermatosen
• akute septische Phlebitis
• manifeste Herzinsuffizienz und Hypertonie
• Allergien und Unverträglichkeiten gegen Verbands- und Haftmaterial

Tab. 5.3: Kontraindikationen der Kompressionstherapie.

Nicht zuletzt aus diesem Grunde ist es wichtig, Patienten mit einer chronisch-venösen Insuffizienz auch einer sorgfältigen Untersuchung ihrer Beinarterien zuzuführen. Dazu gehört die Messung der Knöchelarteriendrucke, weil bei Druckwerten, die unter 80 mmHg im Bereich der Fußarterien liegen, eine Kompressionstherapie kontraindiziert ist.

Die arterielle Restzirkulation wird dann durch einen suffizient angelegten Kompressionsverband behindert, so daß die arteriellen Zirkulationsstörungen noch zunehmen können.

Wenn der Kompressionsverband mit Langzugbinden angelegt wird, kann bei arteriellen Durchblutungsstörungen höherer Schweregrade (die Patienten können kaum noch herumlaufen) stärkere Nekrosen durch den Verband ausgelöst werden. Auch Patienten mit Neuropathien oder vorbestehenden Ruheschmerzen merken die Minderdurchblutung oft nicht, so daß hier stärkere Komplikationen in Form von Nekrosen befürchtet werden müssen.

Grundsätzlich darf ein Kompressionsverband nicht zu Schmerzen führen. Ein Verband, der schmerzt, muß wieder entfernt werden!

Bei Kranken mit einer kardialen Insuffizienz oder einer ausgeprägten Hypertonie bedarf besonderer Vorsicht bei der Anwendung der Kompressionstherapie. Die Anlage eines suffizienten Kompressionsverbandes kann zu einer Verschlechterung der Herzleistung dadurch führen, daß die mobilisierte Flüssigkeitsmenge zu weiteren Symptomen der Herzinsuffizienz bis hin zum Lungenödem führen kann.

5.2.1.4. Verbandstechnik

Für das Anlegen eines Kompressionsverbandes sind eine Reihe von grundsätzlichen Regeln zu beachten (*Rabe*, 1994):

1. Jeder Verband sollte bei dorsal extendiertem Fuß angelegt werden, um eine Faltenbildung und Einengung im Knöchelbereich zu vermeiden.

2. Der Kompressionsverband muß immer bis zu den Grundgelenken der Zehen reichen und die Ferse mit einschließen. Bei Kompressionsverbänden bis zum Oberschenkel gilt dies auch für das Knie.

3. Der Anzug der Binde muß von der Knöchelregion nach proximal kontinuierlich abfallen. Dieses erreicht man einmal damit, daß bei gleichem Andruck der Binde sich die einzelnen Bindentouren der Binde distal stärker überlappen als proximal. Zum anderen wird bei gleichem Andruck der Binde durch den zunehmenden Radius des Beines von distal nach proximal automatisch eine Druckreduzierung erzielt (*Laplac*'sches Gesetz).

4. Die Kompressionsbinde sollte immer eng am Bein geführt werden mit nach außen gerichteter Bindenrolle (☞ Abb. 5.3).

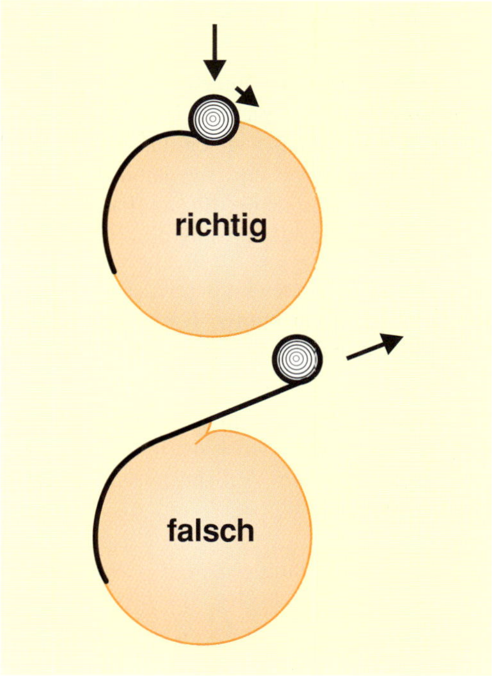

Abb. 5.3: Korrektes druckadaptiertes Anmodellieren des verbandes (**oben**) statt Verschieben der Haut durch den Zug der Binde (**unten**).

5. Plane Flächen sollten aufgepolstert werden. Vorstehende Kanten (z.B. Tibiakante) bedürfen der Abpolsterung, um möglichst ein rundes Profil zu erreichen.

6. Die Kompressionsbinde muß der Form des Beines folgen, d. h. bei konischer Form muß die Binde in auf- und abwärtssteigenden Touren geführt werden. Bei zirkulärer Bindenführung ist der Druck an der oberen Kante größer als an der unteren.

7. Es sollten prinzipiell nur Kurzzugbinden verwendet werden.

Am häufigsten findet der sogenannte Wechselverband Anwendung.

Dieser Verband wird morgens beim Aufstehen angelegt, abends beim zu Bett gehen abgenommen. Diese Verbandsart setzt die Fähigkeit des Patienten zum korrekten Anlegen des Verbandes voraus.

Die Verbandstechnik des Patienten sollte unbedingt geprüft werden, damit ein suffizienter Verband Anwendung finden kann. Oft ist es günstiger, die Therapie mit Dauerverbänden, die in der Arztpraxis angelegt und kontrolliert werden, zu beginnen, um auch damit das Anlernen der Verbandstechnik für den Patienten zu ermöglichen und zu kontrollieren.

Die Verbände beginnen im Bereich des Fußes und Knöchels mit 8 cm breiten Kurzzugbinden, die Fuß, Knöchel und distalen Unterschenkel einbinden.

Danach geht man auf 10 cm breite Kurzzugbinden über, die nach Pütter, Schneider und Fischer oder nach der Sigg'schen Verbandstechnik angelegt werden können.

Es ist weniger wichtig, welche Verbandsart gewählt wird, als vielmehr, daß der Kompressionsverband vom Druckverlauf und von der Anlage her eine optimale Kompressionswirkung erzielt (☞ Abb. 5.4).

Beim **Wechselverband nach Sigg** beginnt man mit der 8 cm breiten Binde unmittelbar oberhalb der Zehengrundgelenke und wickelt zunächst in zwei bis drei Touren den Fuß ein und legt dann den rechtwinklig gestellten Fuß einschließlich des Knöchels mit in die Touren ein. Am Wadenansatz beginnt man dann mit der 10 cm breiten Binde, die in Anpassung der Konfiguration des Beines nach oben in zirkulär auf- und absteigenden Touren bis zum Fibulaköpfchen weiter geführt wird.

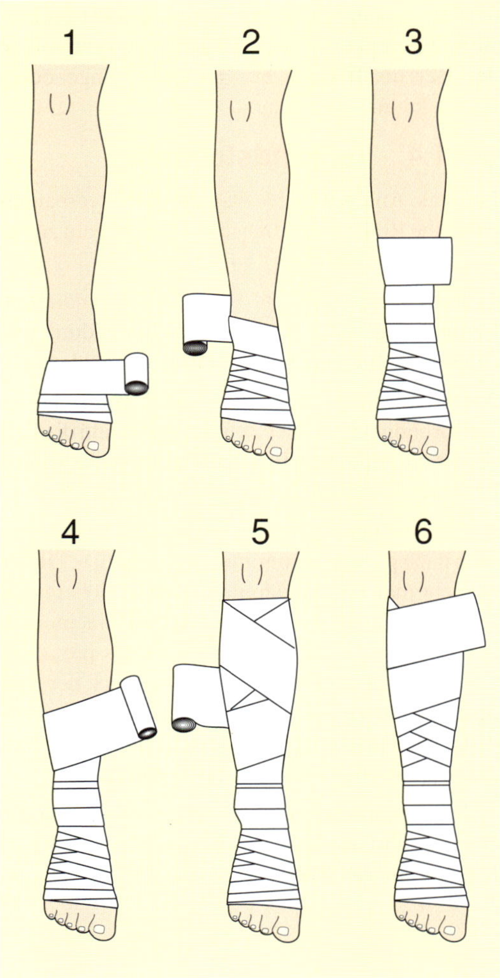

Abb. 5.4: Kompressionsverband nach Sigg (Wuppermann, 1986).

Soll der Kompressionsverband auch den **Oberschenkel** mit einschließen, ist darauf zu achten, daß eine funktionelle und freie Beweglichkeit des Knies erhalten werden kann. Dies wird dadurch erreicht, daß im Kniebereich die Kompressionsbinde in achter Touren, alternierend von proximal nach distal, auf das Knie zugeführt wird. Um einen guten Sitz am konisch verlaufenden Oberschenkel zu erreichen, kann man einmal eine Schaumgummibinde als Unterzug verwenden und diese dann mit einer textilelastischen Binde überwickeln. Zum anderen sind gerade im Oberschenkelbereich Alternativen mit Klebebinden oder die Anwendung von Zinkleimverbänden besonders beliebt.

Der **Dauerverband**, der über mehrere Tage einen rutschfesten Sitz gewährleisten muß, wird meist durch Klebebinden oder mittels Zinkleimverbänden ausgeführt. Hier ist ganz besonders darauf zu achten, daß durch Abpolsterungen in verschiedenen Nieschengebieten eine gute Kompressionswirkung erreicht werden kann. Der Nachteil dieser Verbände bei starker Hautempfindlichkeit besteht durch das Klebematerial und muß dann durch einen Baumwollschlauchverband als Unterzugbinde eventuell verbessert werden.

Dauerverbände können auch mit **Zinkleimbinden** ausgeführt werden. Die Zinkleimbinde ist eine im trockenen Zustand unelastische Binde, die einen minimalen Ruhedruck aufweist, aber dafür einen sehr hohen Arbeitsdruck erbringt und damit eine ideale Binde für phlebologische Anwendungen darstellt. Zudem kann durch Anwendung des Zinkleimverbandes eine sehr gute Modellierung der Beinkonturen erfolgen, indem man den Verband auch zwischen der Anbringung abschneidet und neu einen anderen Wickelansatz benutzen kann, so daß ein individuell angepaßter stiefelartiger Verband entsteht.

Wegen des minimalen Ruhedruckes ist der Zinkleimverband besonders bei Patienten mit gleichzeitig bestehender arterieller Verschlußkrankheit ein idealer Verband.

5.2.2. Kompressionsstrumpf

Die Kompressionsstrümpfe **eignen sich nicht zur Initialbehandlung**, da bei einer dekompensierten chronisch-venösen Insuffizienz zunächst eine individuelle angelegte Kompressionstherapie das Behandlungsziel

- die Ödemausschwemmung und
- die Abheilung von Ulcerationen

erreichen muß. Zur Fortsetzung der Dauertherapie wird dann ein maßgerechter Kompressionsstrumpf ordiniert, der zum Teil lebenslang die weitere Behandlung begleiten muß.

Am besten geeignet ist der Gummi- oder elastomere Kompressionsstrumpf mit geschlossener Ferse, der den hämodynamischen Verhältnissen des Einzelfalles angepaßt werden muß.

Die grundsätzlichen **Indikationen und Kontraindikationen** der Kompressionstherapie gelten hier fort, so daß darauf nicht nochmals eingegangen werden muß. Für eine Dauertherapie in Form einer Kompressionsstrumpfbehandlung sowie für die zeitlich begrenzten Anwendungen sind die entsprechenden Hinweise aus Tabelle 5.4 zu entnehmen.

Weiterhin muß vor der Verordnung von Kompressionsstrümpfen die Beachtung des Grundsatzes von Notwendigkeit und Wirtschaftlichkeit erfolgen.

Dazu sind folgende Fragen nochmals zu überdenken:

Dauertherapie	Kompressionsklasse
suprafasziale venöse Insuffizienz (kompensiert)	2
subfasziale chronisch venöse Insuffizienz (kompensiert)	3
Lymphödem (kompensiert)	3 - 4
hydrostatische Ödeme (kompensiert)	2
zyklisch idiopathische Ödeme	2
Zeitlich begrenzte Therapie	**Kompressionsklasse**
Prophylaxe in der Schwangerschaft	1 - 2
Nachbehandlung der oberflächlichen Thrombophlebitis	2
Nachbehandlung der tiefen Beinvenenthrombose	3
Nachbehandlung der Verödungstherapie	2
Nachbehandlung bei Varizenoperation	2

Tab. 5.4: Indikationen des Kompressionsstrumpfes.

1. Besteht die Indikation für eine Kompressionsstrumpftherapie überhaupt?

2. Sind Kontraindikationen ausgeschlossen?

3. Sind noch Ödeme vorhanden, so sollte die Kompressionstherapie mit Verbänden noch bis zur Ödembeseitigung fortgesetzt werden oder wenn die Ödeme nicht phlebologisch-lymphatischer Ursache sind, sollte nicht eine andere Ödemtherapie zusätzlich Anwendung finden?

4. Ist der Patient willens, Kompressionsstrümpfe zu tragen?

5. Ist er in der Lage, sich diese Strümpfe auch anzuziehen oder anziehen zu lassen?

6. Wird gegebenenfalls eine Anziehhilfe notwendig sein?

5.2.2.1. Kompressionsklassen

Für die Dauertherapie mit Kompressionsstrümpfen sind bestimmte Schweregrade der chronisch-venösen Insuffizienz besonders geeignet, die individuell unterschiedlich auch verschiedene Drücke erfordern, die der Strumpf zur Dauertherapie zu erbringen hat.

Zur besseren Verständigung wurden deshalb Kompressionsklassen eingeführt, die vom Hersteller gewährleistet werden müssen und in vier verschiedene Druckklassen eingeteilt werden, wobei eine Toleranz von plus/minus 10 % als Grenzwerte toleriert werden (☞ Tab. 5.5).

Klasse	Fesseldruck
Klasse I	18,4 - 21,2 mm Hg
Klasse II	25,1 - 32,1 mm Hg
Klasse III	36,4 - 46,5 mm Hg
Klasse IV	über 59 mm Hg

Tab. 5.5: Kompressionsklassen für medizinische Kompressionsstrümpe.

5.2.2.2. Strumpfgrößen

Neben der Kompressionsklasse, die durch den genannten Druckwert definiert ist, sind je nach Ausdehnung und lokalen Krankheitsverhältnissen verschiedene Strumpfgrößen in Gebrauch. Die handelsüblichen Strumpflängen sind in Abb. 5.5 dargestellt.

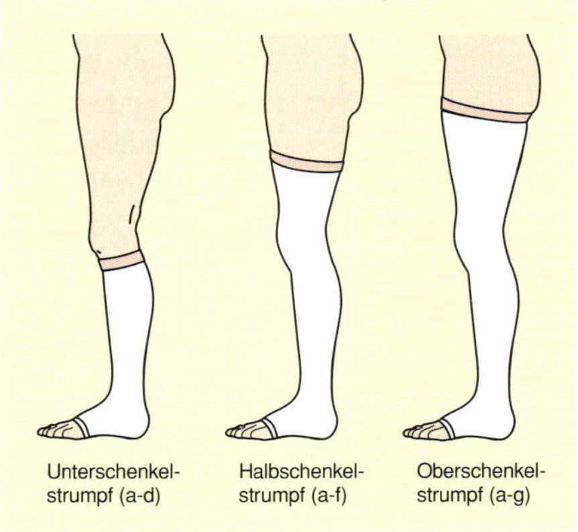

Abb. 5.5: Handelsübliche Kompressionsstrumpflängen.

Die individuellen Strumpfgrößen werden nach verschiedenen Längen und Umfangsmaßen (☞ Abb. 5.6) in der Regel beim Bandagisten abgenommen und die entsprechend geforderten Strümpfe danach abgegeben. Häufig reichen die einzelnen konfektionierten und von den Herstellern abgegebenen Strumpfgrößen und Kompressionsklassen aus, um eine breitgefächerte Kompressionsstrumpfpalette zur Verfügung zu haben.

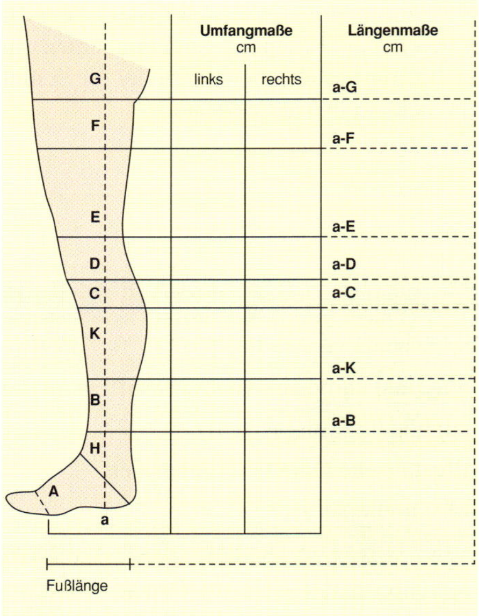

Abb. 5.6: Kompressionsstrumpfmaße für die Maßanfertigung. **links**: Meßstellen für Umfangs- und Längenmaße zur Verordnung von Kompressionsstrümpfen nach Maß (am Arm werden entsprechende Meßstellen verwendet). **rechts**: Meßkarte für die Angabe der Umfangs- und Längenmaße zur Verordnung von Kompressionsstrümpfen.

Bei außergewöhnlichen Beinkonfigurationen ist es möglich, die Strumpfgrößen auch individuell für den Patienten zu fertigen, dies muß unter dem Begriff "Maßanfertigung" auf dem Rezept extra vermerkt werden.

> In Folge der Materialermüdung ist eine etwa halbjährliche Neuverordnung der Kompressionsstrümpfe erforderlich und wird auch ohne weiteres von den Krankenkassen getragen.

Für Erkrankungen im Armbereich stehen auch entsprechende "Strümpfe" zur Verfügung.

Die weißen **Antithrombosestrümpfe** sind eigentlich für eine postoperative Thromoboseprophylaxe bei noch bettlägerigen Patienten gedacht. Für eine **Kompressionstherapie** sind sie **völlig ungeeignet**, da sie nur etwa einen Kompressionsdruck von 15 mmHg erzeugen können. Weder Größen, Druckverlauf noch Materialeigenschaften sind standardisiert.

Zur **effektiven Thrombolyseprophylaxe** sollte der **Low-dose-Heparinisierung** den Vorzug gegeben werden (*Wienert*, 1993).

5.2.2.3. Strumpfrezept

Für die Verordnung von Kompressionsstrümpfen wird ein entsprechendes Strumpfrezept ausgestellt, auf dem folgende Angaben enthalten sein müssen (☞ Abb. 5.7):

- Stückzahl der medizinischen Kompressionsstrümpfe
- Länge
- Kompressionsklasse
- Befestigung bzw. Anziehhilfe
- Maßanfertigung ja/nein
- Diagnose, weshalb der Kompressionsstrumpf verordnet werden muß

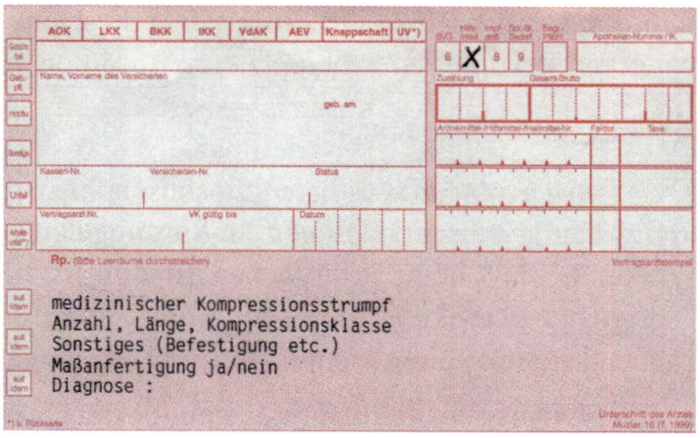

Abb. 5.7: Strumpfrezept zur Verordnung von Kompressionsstrümpfen.

Nur ein alle diese Einzelheiten enthaltendes Strumpfrezept wird auch für den Patienten das richtige Produkt zur Behandlung erbringen - eine unbedingte Voraussetzung für eine erfolgreiche Langzeittherapie.

5.2.3. Apparative Kompression

Die apparative intermittierende Kompressionstherapie wird mit verschiedenen **Manschettensystemen**, die eine oder mehrere Kammern enthalten und mit Luft aufgeblasen werden, durchgeführt. Der Wechsel zwischen Kompression, die bis maximal 300 mmHg gehen kann, und der Dekompression erzeugt einen Pumpeffekt, der im gewissen Sinne der Kompressionstherapie und gleichzeitiger Bewegung nachempfunden worden ist.

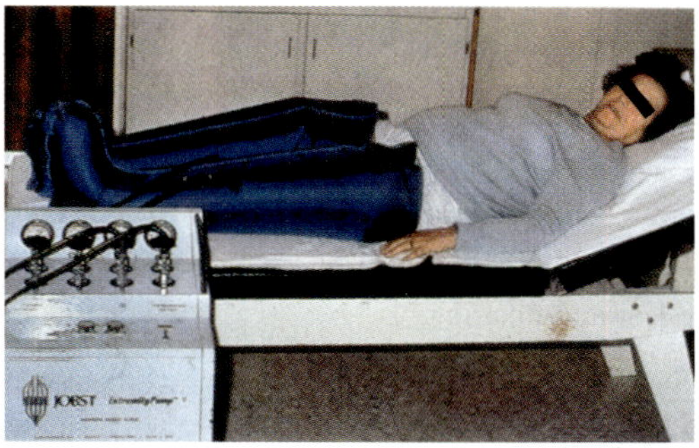

Abb. 5.8: Apparative Kompression mit stiefelähnlichen Manschetten.

Durch diese am passiv liegenden Patienten durchgeführte Pumpenbehandlung wird der Gewebsdruck erhöht, das Ödem nach proximal massiert, vor allen Dingen bei Mehrkammersystemen und damit auch der venöse Abstrom verbessert. Eine verminderte Filtration von Flüssigkeit kann ebenfalls durch die regelmäßige Anwendung dieser apparativen Kompressionstherapie erzielt werden.

Als Indikationen gelten:

- *Chronisch-venöse Insuffizienz*, insbesondere bei Bewegungseinschränkungen im Sprunggelenkbereich, d.h. beim arthrogenen Stauungssyndrom, wo eine aktive Arbeit der Waden/Sprunggelenkspumpe nicht mehr erfolgen kann
- *Lymphödeme* im Rahmen der komplexen Entstauungstherapie

Die apparative intermittierende Kompression kann auch zur intra- und postoperativen Thromboseprophylaxe eingesetzt werden, wenn gerinnungswirksame Thromboseprophylaxeverfahren kontraindiziert sind.

Besonders wichtig bei der Anwendung der apparativen intermittierenden Kompressionstherapie in der Behandlung der Lymphödeme stellt die vorherige manuelle Lymphdraingebehandlung dar. Erst wenn die entsprechende Bahnung durch diese Massagebehandlung für einzelne Lymphstränge erfolgt ist, kann zur Erhaltung des Dauererfolges eine apparative intermittierende Kompression mit Erfolg durchgeführt werden.

Als Kontraindikationen sind für die apparative intermittierende Therapie folgende Krankheitsbilder zu nennen:

- akute Thrombophlebitis superficialis
- akute Phlebothrombose
- akute entzündliche Veränderungen im Bereich der behandelten Extremität
- Manifeste Herzinsuffizienz gilt auch hier als Kontraindikation

Für die tägliche Dauerbehandlung werden verschiedene dieser apparativen Systeme auch als Heimgeräte angeboten. Eine tägliche Behandlung über 30 Minuten bis maximal über zwei Stunden kann Behandlungserfolge sichern und besonders beim chronischen Lymphödem zu einer Verbesserung der Lebensqualität führen.

Für eine apparative Heimbehandlung ist eine Rücksprache mit der Krankenkasse des Patienten empfehlenswert.

5.3. Pharmakotherapie

Lange Zeit wurde die Wirksamkeit der zahlreichen sogenannten "Venenmittel" in Zweifel gezogen. Dieses liegt nicht zuletzt daran, daß eine Vielzahl derartiger Medikamente als sogenannte "Venentherapeutika" zugelassen sind.

Im Jahre 1996 waren 154 Fertigarzneimittel in dieser Indikationsgruppe enthalten, die auf insgesamt 35 verschiedenen Wirkstoffen, die teilweise in Kombination eingesetzt wurden, zurückgeführt werden konnten (*Lüpke*, 1996).

Die Zweifel an der Wirksamkeit der sogenannten Venenmittel sind vor allem dadurch entstanden, daß zahlreiche dieser Präparate einer wissenschaftlichen Überprüfung nicht standhalten.

Es ist unbedingt zu fordern, daß Medikamente, die zur Behandlung der chronischen Venenkrankheit Anwendung finden sollen, mittels exakter wissenschaftlicher Untersuchungen geprüft worden sind.

Dazu gehört, daß diese Wirkstoffe einmal durch **klinische Studien in ihrer Wirksamkeit belegt** werden, die auf objektiven Untersuchungskriterien beruhen. Es genügt nicht, daß subjektive Symptome, wie Schweregefühl der Beine oder Schwellungsneigung, sich nach einem gewissen Behandlungszeitraum verringern lassen und dann mittels Fragebogenaktionen erfaßt werden. Es sind unbedingt objektive Meßkriterien zu fordern, die die klinischen Untersuchungsergebnisse statistisch überprüfbar nachzuweisen erlauben.

Das zweite Kriterium muß sein, daß die **Wirksamkeit** des Medikamentes auch **mittels experimenteller Untersuchungsmethoden belegt** wird. Leider ist das bisher nur in Einzelfällen für die Venenmittel erfolgt (*Nees*, 1992).

Die Verordnungsfähigkeit der sogenannten "Venentherapeutika" richtet sich gegenwärtig nach den Bestimmungen des Arzneimittelgesetzes. Nach § 17.2 sind Venenmittel dann von den Krankenkassen zu erstatten, wenn die Behandlung des Venenpatienten durch den Einsatz allgemeiner, nicht medikamentöser Maßnahmen (☞ Kap. 5.1.) nicht zu einer wesentlichen Verbesserung der Beschwerden geführt hat.

Es muß also eine Dokumentation über die Anwendung dieser allgemeinen, nicht medikamentösen Maßnahmen erfolgen, um bei Rückfragen vor Regressen geschützt zu sein.

5.3.1. Antiödematöse Therapie

5.3.1.1. Ödemprotektion

Die gestörte venöse Zirkulation mit Erhöhung des peripheren venösen Druckes führt zu einer vermehrten Bildung interstitieller Flüssigkeit, die nach und nach die subjektiven Beschwerden bei den Patienten in Form von Spannungsgefühl, schweren Beinen, teilweise auch leichten Schmerzen hervorrufen und objektiv durch ein nachweisbares Ödem im Bereich des Knöchels und der Unterschenkel nachzuweisen sind.

Die Ödemprotektiva sollen die Ödemansammlungen in den Beinen deutlich vermindern und damit zu einer Rückbildung der Beschwerden des Patienten führen.

Die Ursache des chronischen Venenleidens wird davon jedoch nicht beeinflußt, so daß man im allgemeinen von einer adjuvanten medikamentösen Therapie des chronischen Venenleidens spricht.

Für die Ödemprotektion sind im wesentlichen drei Stoffgruppen im Einsatz:

- Roßkastaniensamenextrakt (RKSE) mit dem Wirkstoff Aescin
- Trioxyäthylrutoside/Oxerutine
- Cumarine/alpha-Benzopyron

Ödemprotektiva haben eine unspezifische Wirkung und sind nicht an besondere Rezeptoren gebunden (*Felix*, 1992). Damit ist auch eine **Wirkungsbesonderheit** verbunden: nach im allgemeinen schlechter Resorption kommt eine Wirkung bis zu einem optimalen Wirkspiegel zustande. Eine weitere Dosiserhöhung führt wieder zum Rückgang der beabsichtigten Wirkung.

Eine **optimale gewichtsadaptierte Dosierung** ist bei der Behandlung mit Ödemprotektiva unbedingt zu beachten.

Roßkastaniensamenextrakte

Die Roßkastaniensamenextrakte sind seit Jahrhunderten in der Volksmedizin bekannt und werden seit dem Mittelalter in verschiedenen medizinischen Schriften beschrieben.

Der Hauptinhaltsstoff in Roßkastaniensamenextrakt, das Triterpenglykosidgemisch Aescin, wirkt in verschiedenen experimentellen Untersuchungen *antiexsudativ* und *gefäßabdichtend*.

Es bestehen Hinweise, daß auch die erhöhte Aktivität lysosomaler Enzyme, die im gestauten Gewebe vorhanden sind, verringert wird. Durch Senkung der Durchlässigkeit der Blutgefäße wird die Filtration kleiner molekularer Proteine, Elektrolyte und Wasser in das Interstitium verhindert. Bei einer pathologisch gesteigerten Permeabilität bewirkt Aescin eine Hemmung der Exsudation, in dem das Ausströmen von Flüssigkeit in das Gewebe reduziert und das Abfließen des bestehenden Ödems dadurch beschleunigt wird.

Aescine sind schlecht wasserlöslich und werden dadurch auch schlecht resorbiert. Für eine wirksame Behandlung ist deshalb eine ausreichend hohe Dosierung erforderlich.

Nach experimentellen Untersuchungen stellt die optimale Dosierung für Aescin 1 mg/kg Körpergewicht und Tag dar, so daß eine initiale Behandlung mit 100 - 120 mg/d begonnen werden sollte. Ein guter klinischer Erfolg kann mit 50 - 80 mg/d erhalten werden.

In fundierten klinischen Studien konnte nachgewiesen werden, daß eine 12-wöchige Behandlung mit 100 mg Roßkastaniensamenextrakt pro Tag zu einer Reduktion des Unterschenkelvolumens führt, die mit der Wirksamkeit eines guten Kompressionsverbandes verglichen werden kann (*Diehm*, 1996). Diese Ergebnisse konnten auch von *Pöhlmann* (1999) mit dem Präparat Aescusan ret. 50 (2 x 1 Drag. tgl.) bestätigt werden.

Oxerutin

Die primäre pharmakologische Wirkung von Oxerutin (Betahydroxylrutosid) besteht in einer Reduktion der Kapillarfiltrationsrate für Flüssigkeit und der mikrovaskulären Permeabilität für Proteine. Diese Wirkung auf die mikrovaskuläre Funktion kann durch

- eine Beeinflussung der Barrierefunktion
- Reduktion der initialen Zellücken und
- eine Modifikation der intrazellulären Matrix

erklärt werden. Ferner verbessert Oxerutin die Fließeigenschaften des Blutes und schützt die Endothelzellen vor schädigenden Noxen.

Für diese auch als Flavonoide bezeichnete Stoffgruppe beträgt die Dosierung 10 - 20 mg/kg am Tag, was bei einem 70 kg schweren Menschen einer Tagesdosis von 700 - 1 400 mg entsprechen würde.

Die Ödemreduktion, die durch Oxerutin erreicht werden kann, entspricht größenordnungsmäßig der des Roßkastaniensamenextraktes. Sie kann durch gleichzeitige Anwendung der Kompressionstherapie noch verdoppelt werden (*Großmann*, 1997). Die Wirksamkeit von Oxerutin konnte sehr eindrucksvoll erstmals auch experimentell an Venenendothelzellkuturen nachgewiesen werden (*Nees*, 1992).

alpha-Benzopyron

Genuines Cumarin (Alpha-Benzopyron) ist der wesentliche Wirkstoff, der im Steinkleeextrakt nachgewiesen werden konnte. Neben der ödemprotektiven Wirkung, die die bereits genannten beiden Stoffgruppen aufweisen, hat das Cumarin noch andere, die Ödeme günstig beeinflussende Wirkungseffekte. Durch die Stimulierung von Makrophagen wird die intra- und extrazelluläre Proteolyse angeregt, und die im Interstitium vorhandenen ödem- und entzündungserhaltenen Stoffe werden vermehrt abgebaut und abtransportiert.

Darüber hinaus hat das Cumarin eine die Lymphokinese fördernde Eigenschaft, die über die aktivierten Lymphozyten auch auf die Verminderung von Sauerstoffradikalen zurückzuführen ist.

Die Stimulation eiweißauflösender Enzymsysteme am Ort der entzündlichen Prozesse kann auch als Antiphlogistikmaßnahme verstanden werden, in dem die zwar körpereigenen, aber im Zwischengewebe ortsfremd befindlichen, ödemunterhaltenden makromolekularen Plasmaeiweiße vermehrt abgebaut werden. Hierdurch wird in dem Gesamtprozeß der chronisch-venösen Insuffizienz schließlich die pathogene Fibrosierungsstimmulation gedämpft und der fatalen Dermatoliposklerose vorgebeugt.

Als Dosierung für das Cumarin-Präparat gilt als Richtwert ebenfalls 1 mg/kg Körpergewicht am Tag, so daß eine Behandlung mit etwa 70 - 90 mg am Tage den entsprechenden positiven Behandlungseffekt erbringen wird.

In diesem Zusammenhang darf nicht unerwähnt bleiben, daß das **genuine Cumarin** (alpha-Benzopyron) **nicht auf die Blutgerinnung einwirkt**, wie es das Cumarin-Derivat Hydroxy-Cumarin (Marcumar®) im Rahmen der oralen Antikoagulanzientherapie vermag.

Die wirksamsten Ödemprotetektiva sind nochmals in Tabelle 5.6 zusammengefaßt.

Stoff	Dosierung	Präparate
Aescin	1 mg/kg/d	Aescusan® ret. 50 Venostasin®
Oxerutin	10 mg/kg/d	Venoruton® int.
Cumarin	1 mg/kg/d	Venalot® Depot

Tab. 5.6: Zusammenstellung der wirksamen Ödemprotektiva.

5.3.1.2. Diuretika

Lokale, hämodynamisch bedingte Ödeme können mit Diuretika ausgeschwemmt werden.

Der Effekt beruht darauf, daß mit der vermehrten Wasserausscheidung der onkotische Druck im Plasma zunimmt und dadurch Wasser aus dem Extravasalraum angesogen wird.

Die Entwässerung gelingt solange, bis der onkotische Druck im Interstitium angestiegen ist und sich ein neues Gleichgewicht zwischen Filtration und Rückresorption eingestellt hat.

Die Anwendung von Diuretika ist also auf die Beeinflussung vorwiegend wasserhaltiger Ödeme begrenzt und sollte nur durchgeführt werden

- zur Ausschwemmung venöser Stauungsödeme gleichzeitig mit dem Anlegen eines Kompressionsverbandes
- vor dem Anmessen eines Kompressionsstrumpfes, falls die Entstauung mittels Kompressionsverband nicht hinreichend durchgeführt werden kann
- zur passageren und wiederholten Ausschwemmung von Stauungsödemen, falls eine Kompressionstherapie nicht möglich ist

Die Behandlung mit Diuretika sollte kurzzeitig und unter Berücksichtigung der pharmakodynamischen Begleiteffekte und Nebenwirkungen erfolgen.

In diesem Zusammenhang ist darauf hinzuweisen

- daß durch die Diuretika eine *Viskositätserhöhung* erfolgt
- daß die Diuretika *Nebenwirkungen im Bereich des Elektrolyt- und Kohlehydratstoffwechsels* mit sich bringen können und
- daß beim *eiweißreichen Lymphödem* Diuretika *kontraindiziert* sind (*Felix*, 1992)

Diuretika können den Zustand eiweißreicher Ödeme durch vermehrten Übertritt von Plasmaeiweißen in das Interstitium sogar noch verschlechtern.

Eine Therapie mit Diuretika sollte nur wenige Tage am Anfang der Behandlung stattfinden. Ein kurzzeitiger starker Effekt ist dabei nicht erwünscht, sondern es sollten vor allem sicher wirkende, kaliumsparende Substanzen, wie Triamteren und Hydrochlorothiacid zum Einsatz kommen.

5.3.2. Venentonika

Die venentonisierende Behandlung sollte durch eine Engstellung der Venen die Klappenfunktion verbessern und den venösen Rückfluß steigern.

Nachdem man zunächst im Zweifel war, ob kranke, varikös veränderte Venen noch medikamentös beeinflußbare Muskelanteile besitzen, liegen heute zahlreiche Untersuchungsergebnisse vor, die die Wirksamkeit einer venentonisierenden Therapie belegen können. Man spricht in diesem Zusammenhang auch von einer sogenannten "inneren Kompressionstherapie".

Als Stoffgruppe, die hier besondere Wirkungen besitzt und bei der große Erfahrungen vorliegen, ist das Dihydroergotamin (DHE) zu nennen.

Dieses Mutterkornalkaloid hat eine erregende Wirkung auf die glatte Gefäßmuskulatur, wobei eine Abhängigkeit von der endogenen, adrenergen Tonuslage des Gefäßsystemes nachgewiesen werden konnte.

An erschlafften Gefäßen tritt stets eine Tonisierung ein, die glatte Muskulatur der venösen Kapazitätsgefäße reagiert dabei wesentlich empfindlicher als die der arteriellen Widerstandsgefäße.

Die orale Bioverfügbarkeit ist bei diesen Präparaten meist kleiner als 10 % und unterliegt einer großen individuellen Variation, die im direkten Zusammenhang mit dem Ausmaß des First-pass-Metabolismus durch die Leber steht.

Dennoch konnte (Partsch, 1981) nach vierwöchiger oraler Therapie mit 10 mg DHE/d eine signifikante Verminderung der Venenkapazität im Unterschenkel um 19 % sowie eine Verbesserung der venösen Pumpfunktion um 36 % gegenüber einem Placebo nachweisen.

Die Reduktion des Blutvolumens in den Beinen war vergleichbar mit der Wirkung eines Kompressionsdruckes von 25 mmHg.

Über eine **Langzeitwirkung** nach oraler DHE-Applikation bei chronisch-venöser Insuffizienz liegen bisher nur **ungenügende Kenntnisse** vor. Es ist zu beachten, daß diese Behandlung zu einer Erhöhung des arteriellen Blutdruckes führen kann. Andererseits ist bei dem Vorliegen einer varikösen Gefäßerkrankung und gleichzeitig vorhandener Hypotonie eine Behandlung mit DHE eine sehr günstige Konstellation.

Eine venentonisierende medikamentöse Therapie sollte nicht zum Einsatz kommen

- bei einer ischämischen Herzkrankheit
- bei einer Hypertonie
- bei gestörten Leber- und Nierenfunktionen sowie
- in der Schwangerschaft

Auch sind **Wechselwirkungen mit anderen Medikamenten** erwähnenswert. So führen

- Nitroglyzerin und Koffein zu einer gesteigerten Resorption von DHE
- Erythromycin und Doxycyclin zu einer Wirkungssteigerung der genannten Präparategruppe

5.3.3. Gerinnungswirksame Therapie

5.3.3.1. Thrombolyse

Die Thrombolysetherapie wird ausschließlich zur Behandlung akuter Phlebothrombosen angewandt.

Ziele der Thrombolyse bei der tiefen Beinvenenthrombose sind

- die Wiedereröffnung der venösen Strombahn und damit
  - die Beseitigung der akuten venösen Stauungserscheinungen
  - durch Auflösung der Thrombose das Risiko einer akuten Lungenembolie zu bannen und
  - die Gefahr einer Rethrombose zu vermeiden
- Langfristig soll durch die Thrombolyse der Erhalt funktionstüchtiger Venenklappen erreicht werden, um spätere Folgeerscheinungen bis hin zur chronisch-venösen Insuffizienz zu verhindern

Für die Thrombolysebehandlung stehen drei wesentliche Stoffgruppen zur Verfügung:

- Steptokinase
- Urokinase
- Rekombinanter Plasminogen-Aktivator (rtPA)

Während der Thrombolysebehandlung kommt es zu einem massiven Eingriff in das Gerinnungssystem des Patienten, was mit einer ganzen Reihe von Risiken verbunden ist, die bis hin zur tödlichen intracerebralen Blutung gehen können.

In Abwägung der Risiken und des zu erwartenden Nutzens muß die Indikation zur Thrombolyse vor allem von folgenden Kriterien abhängig gemacht werden:

- Thromboseausdehnung
- Thrombosealter
- Patientenalter und Lebensumständen

Die **Thromboseausdehnung** sollte über mehrere Etagen, z.B. Becken-/Beinvenenthrombose gehen, um hier die erheblichen hämodynamischen Folgeerscheinungen verbessern zu können.

Das **Thrombosealter** ist oft sehr **schwer zu bestimmen** und sollte besonders bei der Indikationsstellung eine große Aufmerksamkeit erfahren.

Thrombosen, die länger als fünf Tage bestehen, erscheinen nur noch bedingt für eine Thrombolyse geeignet (☞ Duplexsonographie, Tab. 4.7).

Hier müssen die hämodynamischen Begleitumstände mit Beachtung finden, so daß auch individuelle Erfahrungen des Behandlers für die Indikation eine gewisse Bedeutung besitzen.

Das Patientenalter spielt insofern eine Rolle, da bei jüngeren Patienten die Frage eines chronischen Venenschadens mit erheblichen Folgeerscheinungen über viele Jahre von größerer Bedeutung ist, als die Behandlung einer Thrombose des älteren Patienten.

Bei älteren Thrombosepatienten sind natürlich die Risiken einer Behandlung durch eine Thrombolyse wesentlich größer, da hier auch maligne Ursachen für eine Thrombose eine Rolle spielen können und die zahlreichen Kontraindikationen ältere Patienten häufiger betreffen, als das bei einem jüngeren Patientengut der Fall ist.

Die Kontraindikationen sind in Tabelle 5.7 zusammengefaßt.

Kontraindikationen der Lysetherapie
• stattgehabte intrakrankielle Blutung oder ischämischer Insult bzw. TIA • jegliche hämorrhagische Diathese • fortgeschrittene generalisierte Arteriosklerose • Aortenaneurysmen, Aortendissektion • Organbiopsie < 4 bis 6 Wochen, Punktion einer nicht komprimierbaren Arterie (z.B. A. carotis, A. subclavia, Aorta) < 4 bis 6 Wochen, Punktion einer komprimierbaren Arterie < 10 bis 14 Tage • je nach Lokalisation 10 Tage bis 8 Wochen nach operativen Eingriffen, besonders am Schädel und an großen Gefäßen • schwere Nieren- und Leberschäden • schwere artererielle Hypertonie, besonders bei bereits vorhandenen Gefäßschäden (z.B. Fundus hypertonicus III) • Diab. mell. mit sekundären Gefäßschäden • florides Ulc. duodeni oder ventriculi, sonstige Blutungsbereitschaft im Gastrointestinaltrakt (z.B. floride Colitis ulcerosa, Divertikelblutung usw.) • Bronchiektasien mit Blutungsneigung oder sonstige schwere Lungenerkrankungen mit Blutungsneigung oder eingeschränkter Lebenserwartung • urogenitale Erkrankungen mit erhöhter Blutungsneigung (Ureterolithiasis, mit Einschränkungen generell Urolithiasis) • manifestes Tumorleiden (*nicht*: kurativ behandelte Tumorerkrankungen) • Endokarditis, Mitralstenose (hohe Wahrscheinlichkeit von Vorhofthromben), Vorhofflimmern (relativ) • schwere Allgemeinerkrankungen (z.B. Sepsis, Tuberkulose, akute Pankreatitis) • intramuskuläre Injektion (< 10 bis 14 Tage), Lumbalpunktion (< 14 Tage) • Schwangerschaft, Abort (< 4 Wochen), Geburt (< 4 Wochen) • *für Streptokinase*: stattgehabte Streptokokkeninfekte bzw. Lyse mit Streptokinase oder APSAC < 6 Monate

Tab. 5.7: Kontraindikationen der Lysetherapie bei Beinvenenthrombose.

In den letzten Jahren wurde neben der systemischen Thrombolyse, die eine Behandlung des gesamten Organismus mittels thrombolytischer Medikamente erfaßt, durch sogenannte **lokale Thrombolyseverfahren** ergänzt.

Die systemische Anwendung der Thrombolyse wird eigentlich nur noch bei der Lungenembolie und gleichzeitig nachgewiesener Beinvenenthrombose durchgeführt, um sowohl die Behandlung der pulmonalen Strombahn als auch die Auflösung der Thrombose in der Peripherie gleichzeitig betreiben zu können.

Die ausschließliche lokale Thrombolyse, die vorwiegend im erkrankten Bein zur Wirkung kommt, kennt verschiedene Behandlungsschemata, die wesentlich durch die Erfahrung des Behandlers mitbestimmt werden.

Parallel zur Thrombolysebehandlung muß immer eine entsprechende **Antikoagulation** erfolgen, um **Rezidive im Thrombosebereich wirksam verhindern** zu können.

5.3.3.2. Antikoagulation

Die Antikoagulation mit **Heparin** stellt eine der drei Säulen der konservativen Therapie der tiefen Beinvenenthrombose dar.

Nach wie vor hat der Grundsatz:

> Jeder Patient mit einer tiefen Beinvenenthrombose sollte unmittelbar antikoaguliert werden.

seine volle Gültigkeit. Mit der Antikoagulation wird ein wesentliches Therapieziel erreicht:

- Die Wahrscheinlichkeit einer **schweren Lungenembolie** wird um das 10-fache vermindert und
- die Möglichkeit des **weiteren Thrombuswachstums**, mit dem ohne Antikoagulation zu rechnen ist, wird von 20 % auf 6 % ebenfalls reduziert

Die häufigste Applikationsform ist die intravenöse Heparinisierung mit einer gezielten Verlängerung der aktivierten partiellen Thromboplastinzeit auf das 2- bis 2,5-fache des Normalwertes. Damit kommt zum Ausdruck, daß der Vorteil dieser intravenösen Heparinisierung daran besteht, daß

- eine ausgesprochene schnelle Wirksamkeit beim Patienten erreicht wird und

- durch einen entsprechenden Kontrollparameter einigermaßen sicher gesteuert werden kann

In den ersten 48 Stunden sollte dann in Abhängigkeit vom individuellen Fall bereits mit der oralen Antikoagulation begonnen werden.

Die Kontraindikationen für eine intravenöse Antikoagulation sind ähnlich der Thrombolysetherapie (☞ Tab. 5.6.). Neben der Kontrolle der Wirksamkeiten der Heparinisierung muß auch die Möglichkeit einer **Heparin-induzierten Thrombozytopenie** bedacht werden, so daß Kontrollen der Thrombozytenzahlen in den ersten Behandlungstagen mit zum Kontrollregime gehören.

Die Wirkung von Heparin kann durch die intravenöse Gabe von Protamin-Sulfat blockiert werden.

Auch eine subkutane Heparinisierung zur Thrombosebehandlung ist möglich.

Hier muß die Dosierung etwas höher angesetzt werden, bringt insgesamt jedoch keine wesentliche Vorteile gegenüber der intravenösen Therapie.

In den letzten Jahren haben sich die sogenannten **niedermolekularen Heparine** in der Therapie der Venenthrombose zunehmend etabliert und wurden auch für zwei Präparategruppen zugelassen.

Die Vorteile der niedermolekularen Heparine gegenüber der konventionellen Therapie mit unfraktionierten Heparinen sind in Tab. 5.8 dargestellt.

Vorteile der niedermolekularen Heparine im Vergleich zu unfraktioniertem Heparin
• durch kürzeres Molekül geringere Hemmung von Faktor IIa bei mindestens gleicher Hemmung von Faktor Xa
• höhere Freisetzung von - t-PA (Gewebsplasminogenaktivator) und - TFPI ("tissue factor pathway inhibitor") aus dem Gefäßendothel
• Freisetzung körpereigener heparinähnlicher Substanzen aus dem Endothel, z.B. Heparansulfat (= Wirkung auf plasmatisches Gerinnungssystem)
• keine Steigerung der Thrombozytenaggregation
• keine Freisetzung von Plättchenfaktor 4
• Verminderung der Thrombozytenadhäsion (= Wirkung auf Thrombozyten)
• längere und bessere Bioverfügbarkeit
• Osteoporose bei Langzeitanwendung seltener
• Heparininduzierte Thrombozytopenie (HIT Typ II) seltener

Tab. 5.8: Vorteile der niedermolekularen Heparine gegenüber der konventionellen Therapie mit unfraktionierten Heparinen.

Hauptindikation für den Einsatz niedermolekularen Heparins ist im Moment noch die medikamentöse Thromboseprophylaxe, die bei verschiedenen zur Thrombose neigenden Krankheitszuständen in unterschiedlicher Form und Anwendung eingesetzt wird.

Die **orale Antikoagulation** wird mit sogenannten Vitamin K-Antagonisten durchgeführt. Sie dient einer Langzeittherapie nach abgelaufener Phlebothrombose und damit zur Prophylaxe von Thromboserezidiven.

Bei der Umstellung oder Anwendung der oralen Antikoagulation müssen auch die speziellen dafür geltenden **Kontraindikationen** Beachtung finden (☞ Tab. 5.9).

Kontraindikationen für orale Antikoagulantien
• kurz zurückliegende ZNS-Blutungen
• Cumarinnekrose
• starke Transaminasenerhöhung unter oralen Antikoagulantien
• Schwangerschaftsthrombose
• Urtikaria
• starker Haarausfall
• Interferenzen mit anderen notwendigen Medikamenten, z.B. Rifampicin
• geplanter invasiver Eingriff
• Tumorpatienten mit hohem Blutungsrisiko wie z.B. einem exophytisch oder exulcerierend ins Darmlumen oder die Blase wachsenden Tumor
• Thrombozytopenie auf Grund des Tumors oder einer Chemotherapie
• Lebenserwartung von weniger als 6 Monaten
• fehlende Patienten-Compliance

Tab. 5.9: Kontraindikationen für orale Antikoagulantien.

Die **Dauer der oralen Antikoagulation** hängt bei Ersthrombosen mit bekannten Ursachen für die Thromboseentstehung (z.B. Operation, Trauma) von der Thromboselokalisation ab (☞ Tab. 5.10).

Dauer der oralen Antikoagulation nach Phlebothrombose	
• nach 1. Ereignis	3 Monate
• wenn auslösendes Ereignis behoben, Thrombus entfernt/ verschwunden	6 Wochen
• nach großer TVT resp. LE • bei ungewöhnlicher Lokalisation • bei Thrombophilie	6(-12) Monate
• bei AT III-Mangel • bei Neoplasie • bei Lupus anticoagulans	unbefristet

Tab. 5.10: Dauer der oralen Antikoagulation nach Phlebothrombose.

Bei thrombophilen Zuständen oder Thromboserezidiven wird man eher zur lebenslangen oralen Antikoagulation tendieren, vorausgesetzt, daß Kontraindikationen nicht bestehen.

5.3.4. Externa

Die Pharmakotherapie mit extern aufgebrachten Medikamenten ist als adjuvante Behandlung im wesentlichen auf die dermalen Folgeerscheinungen der chronisch-venösen Insuffizienz ausgerichtet, wobei

- die Stauungsdermatitis
- das Stauungsekzem und
- das Ulcus cruris

die hauptsächlichsten Indikationen darstellen.

> Die Behandlung der dermalen Folgeerscheinungen der chronisch-venösen Insuffizienz darf sich nicht, wie leider oft noch üblich, nur auf die Lokalbehandlung beschränken, sondern muß alle Maßnahmen einbeziehen, die die Beseitigung venöser Abflußstörungen beinhalten (*Petter*, 1978). Eine alleinige Externa-Therapie ohne eine effektive Kompressionstherapie als Basisbehandlung wird nicht zum entsprechenden Erfolg führen.

Für die praktische Durchführung einer Lokaltherapie der chronisch-venösen Insuffizienz eignen sich sowohl

- die sogenannte *Trockentherapie*, eine Salbentherapie

als auch

- eine *Therapie mit feuchten Wundkompressen oder Verbänden*

Eine wirksame Ulkusbehandlung mittels Trockentherapie ist jedoch nur unter gleichzeitiger exakter Kompressionstherapie möglich (*Heede*, 1979). Mit dieser Kombination kann eine Heilungsquote von 94 % erreicht werden.

Prinzipiell sollten für die Lokaltherapie der chronisch-venösen Insuffizienz folgende Prinzipien Anwendung finden:

1. Basisbehandlung stellt eine effektive Kompressionstherapie dar, die in diesen Fällen als Dauerverband mit Kurzzugbinden durchgeführt werden sollte. Am geeignetsten sind hier Zinkleimbinden, da diese vom Patienten nicht unkontrolliert entfernt werden können und so eine entsprechende Verbesserung der z. T. beeinträchtigten Compliance dieser Patienten erreicht werden kann.

2. Die lokale Anwendung von antibiotikahaltigen Wirkstoffen auf das Ulcus cruris und auf die periulzerösen Hautläsionen sollte dann erfolgen, wenn nachweisbare bakterielle bzw. mykotische Infektion das Krankheitsgeschehen gravierend beeinflussen (*Lonfink*, 1980). Dazu sollte die Keimbesiedlung mittels Wundabstrich und entsprechendes Antibiogramm untersucht werden. Bestehen in den ersten Tagen nach Anwendung der konsequenten Kompressionstherapie nach wie vor Schmerzen im Ulkus und behandelten Beinbereich, so sind diese in der Regel auf eine in die Tiefe eindringende Infektion zurückzuführen. In diesen Fällen sollte nicht nur die lokale, nach entsprechender Testung angewandte Antibiotikatherapie, sondern auch eine systemische Antibiotikatherapie für 7 - 10 Tage durchgeführt werden, um auch aus der Tiefe heraus, einen den entsprechenden antiinfektiösen Effekt zu erzielen. Erst dann werden die Schmerzzustände verschwinden und die Lokaltherapie kann nach Wundsäuberung in eine sogenannte Trockentherapie mit Puderanwendung übergeführt werden.

3. Die Anwendung von extern wirksamen Kortikoiden sollte nicht im Ulkuswundbereich erfolgen, da dann Proliferationshemmungen und positive Beeinflussung einer Sekundärinfektion erfolgen würden. Die Anwendung von externen Kortikoiden sollte in der Regel antiallergischen und antiphlogistischen Wirkentfaltungen dienen, die besonders bei der Stauungsdermatitis und beim Stauungsekzem gemeinsam mit dem Kompressionsverband indiziert sind.

5.4. Sklerosierung

Die Injektion eines Verödungsmittels in eine varikös erweiterte Vene bewirkt eine Endothelschädigung. Ausgelöst wird dieser Mechanismus - je nach Art des Mittels

- durch eine Verschiebung des pH-Wertes
- durch Veränderungen der Osmolarität und der Oberflächenspannung sowie
- durch eine Schädigung von Proteinen

Damit wird eine wandständige Thrombose in der Vene erzeugt, die sich zunächst organisiert und später fibrös umgewandelt wird. Durch diesen Vorgang kommt es zu einer Obliteration des verödeten venösen Blutgefäßes und im "Idealfall" zu einer Verklebung der Veneninnenwände und damit zu einer narbigen Umwandlung des behandelten venösen Gefäßabschnittes.

5.4.1. Verödungsmittel

Zur Verödungsbehandlung von Varizen stehen zwei Verödungsmittel zur Verfügung. Es ist dies zum einen

- ein nicht ionisches Detergens mit dem chemischen Wirkstoff **Polydocanol** und
- ein **jodhaltiges Mittel**, welches als dunkelfarbige Injektionslösung zur Anwendung kommt

Die handelsüblichen Verödungsmittel sind in ihren verschiedenen Konzentrationen, in denen sie angeboten werden, in Tab. 5.11 zusammengefaßt.

Beide Mittel sind bei paravasaler Injektion schmerzhaft. Dieser Effekt ist für die Behandlung deshalb wichtig, weil damit angezeigt wird, daß das Mittel paravasal gelangt ist, was im ungünstigen Falle einmal zur Nekrosebildung führen kann. Die einzelnen Verödungsmittel werden nach Menge, Art und Konzentration unterschiedlich eingesetzt. Diese sind in der Tab. 5.12 übersichtlich dargestellt (*Stemmer*, 1974).

5.4.2. Indikationen

Bei der Indikation zur Varizenverödung unterscheidet man kosmetische Indikationen von rein medizinischen Indikationen (☞ Tab. 5.13).

Präparat	Substanz	Konzentrationen (%)	Farbe	pH-Wert	Chemische Struktur
Aethoxysklerol	Oxypolyaethoxydodecan	0,5/1/2/3/4	farblos	5 - 7	Detergens
Varigloban	Polyjodionengemisch	2/4/8/12	braun	3 - 4	anorganische Verbindung

Tab. 5.11: Handelsübliche Verödungsmittel mit ihren verschiedenen Konzentrationen.

Varizentyp	Dosis (ml)	Varigloban (%)	Aethoxysklerol (%)	Injektionskanüle (Nr.)
Krosse, V. saphena parva	0,5 - 1,0	4	-	1
Varizen 8 mm ∅	1,0	4 - 8	-	12
Varizen 4-8 mm ∅	0,5	4	3	12
Varizen 2-4 mm ∅	0,25 - 0,5	4	2	12
Varizen 1-2 mm ∅	0,1 - 0,5	-	1	20
Besenreiser	0,05	-	0,5	20

Tab. 5. 12: Menge, Art und Konzentration von Verödungsmitteln bei den unterschiedlichen Varizentypen (nach Stemmer, 1974).

Indikationen zur Verödungsbehandlung
kosmetische Indikation
• vorwiegend Besenreiser und Varizen ohne hämodynamische Relevanz
medizinische Indikation
• Varizen mit hämodynamischer Relevanz • periulceröse Varizen • Ekzem im Varizenbereich • Dermatosen i.S. eines isomorphen Reizeffektes im Varizenbereich - Lichen ruber - Psoriasis vulgaris
eingeschränkte Indikation
• retromalleoläre Varizen • Schwangerschaftsvarikose • Vulvavarikose

Tab. 5.13: Indikationen zur Verödungsbehandlung.

Besonders beachtenswert für die Indikation zur Varizenverödung sind auch die anatomischen Gegebenheiten.

In Arteriennähe sollte besondere Zurückhaltung mit einer Verödung geübt werden, da eine versehentliche intraarterielle Injektion verheerende Komplikationen nach sich ziehen kann.

Dies betrifft vor allem die Region im Bereich der Krosse, aber auch die retromalleoläre mediale Region am Knöchel und bedarf in diesem Zusammenhang einer besonderen Beachtung.

Eine Schwangerschaftsvarikose ist eine relative Indikation. Hier sollte zunächst die Entbindung abgewartet werden, da sich eine ganze Reihe von Varizen, die in der Schwangerschaft auftreten, auch zurückentwickeln, und erst nach einem entsprechenden Abstand zur Entbindung sollte über die Indikation zur Varizenverödung nachgedacht werden.

5.4.3. Kontraindikationen

Besonders bei der **arteriellen Verschlußkrankheit**, die Knöchelarteriendrucke unter 80 mmHg aufweist, darf keine Verödung mehr durchgeführt werden, da die Kompressionstherapie, die zwingend zum Behandlungskonzept gehört, hier nicht durchgeführt werden kann und es dann nach den Injektionen zu Thrombosierungen und Komplikationen kommen würde (☞ Tab. 5.14). Aber auch Bettlägerigkeit oder Ödeme stellen eine Kontraindikation dar.

Kontraindikationen zur Verödungsbehandlung
• Bettlägerigkeit • eingeschränkte Gehfähigkeit • akute Thrombophlebitis • Ödem • fortgeschrittene arterielle Verschlußkrankheit • schwere Allgemeinerkrankungen

Tab. 5.14 Kontraindikationen zur Verödungsbehandlung.

5.4.4. Durchführung

Um die Zahlen der Injektionen und die Menge des Verödungsmittels möglichst klein zu halten, erfolgt die Verödungsbehandlung in Form eines **Stufenplanes**. Es werden zunächst die insuffizienten Verbindungen zwischen oberflächlichem und tiefem Venensystem ausgeschaltet, wobei die Sklerosierung der Krossen im Bereich der V. saphena magna bzw. parva nur von erfahrenen Behandlern mittels Sklerosierung behandelt werden sollten.

Wegen der relativ großen Rezidivgefahr ist hier eine operative Therapie sicherlich vorzuziehen.

Es werden zunächst immer die größerkalibrigen Venen verödet und danach die kleineren mit Querverbindungen, so daß im Hinblick auf die angewandten Mittel und die Verödungsmenge ein schrittweises Vorgehen angezeigt ist. Am Ende stehen die Besenreiservarizen, deren kosmetische Auswirkung auch durch lokale Injektionen eines niederprozentigen Mittels ausgeschaltet werden können.

Allgemein läuft die Varizenverödung nach folgendem Schema ab:

- Punktion
- Injektion
- Lokalkompression
- Kompressionsverband/Strumpf
- 1 - 1,5 Stunden gehen
- Wiedervorstellung nach einer Woche

Bei der Punktion ist streng auf die intravasale Lage der Nadel zu achten.

Während man früher sehr auf die Injektionsart bei der Verödung (z. B. Air-Block-Technik) geachtet hat, weiß man heute, daß vor allem der **Kontakt des Verödungsmittels mit der Venenwand der entscheidende Faktor für den Erfolg einer Verödung** ist.

Nach Entfernung der Injektionsnadeln wird das verödete Venensegment komprimiert, und mit einem Tupfer oder einem sogenannten Zahnarztröllchen wird die Kompression weiter aufrecht erhalten und diese Zusatzkompression mit einem hautfreundlichem Pflaster unter Zug aufgeklebt.

Nach Beendigung der Injektionsserie, bei der im allgemeinen nicht mehr als 6 ml Verödungsmittel (3 Ampullen) eingesetzt werden sollten, erfolgt ein Kompressionsverband oder ein entsprechender Kompressionsstrumpf der Kompressionsklasse II.

Es muß darauf hingewiesen werden, daß die sorgfältige Kompression für das Behandlungsergebnis einer Sklerosierungsbehandlung von ganz entscheidender Bedeutung ist, da nur auf diese Art und Weise die Thrombosierungsmöglichkeit in der Venen klein gehalten wird und das Verkleben der Venenwand durch enge Berührung gefördert wird.

Nach Abnahme des Kompressionsverbandes in einer Woche werden die sklerosierten Venenabschnitte inspiziert und palpiert. Eine strangförmige Verhärtung zeigt den Verödungserfolg an. Sollten phlebitische Erscheinungen aufgetreten sein, kann man durch eine Stichinzision und Exprimieren des Thrombus die entzündliche Nachreaktion verringern und eine schnellere Beschwerdefreiheit erreichen.

Die Verödungsbehandlung wird **grundsätzlich ambulant** durchgeführt, denn der **Patient muß ja ohnehin gehfähig sein**, um in der Nachbehandlung durch das Gehen eine Komplikation der Verödungsbehandlung mit zu verhindern.

Bei exakter Durchführung und Beachtung der Indikation sowie der Kontraindikation ist eine Sklerosierungsbehandlung als risikoarme Therapie anzusehen. Größere Komplikationen sind ausgesprochen selten.

5.4.5. Komplikationen

Als schwere Komplikationen können folgende Zwischenfälle auftreten:

- anaphylaktischer Schock (jodhaltiges Verödungsmittel)
- intraarterielle Injektion (anatomische Gegebenheiten beachten)
- Phlebothrombose
- Hautnekrose

Geringere unerwünschte Begleiterscheinungen, die jedoch gelegentlich auftreten können, sind in Tab. 5.14 zusammengefaßt.

Unerwünschte Nebenwirkungen der Varizenverödung
• lokale urtikarielle Reaktion
• lokales Hämatom
• strangförmiges Infiltrat
• intravariköses Coagulum
• Kontaktallergie auf Pflaster
• Pigmentierung
• Teleangiektasien
• Nervenschädigungen

Tab. 5.15: Unerwünschte Nebenwirkungen der Varizenverödung.

Voraussetzung für eine erfolgreiche Sklerosierungstherapie stellen eine phlebologische Voruntersuchung unter Anwendung klinischer und apparativer Untersuchungsmethoden dar. Wenn die venösen und auch arteriellen Zirkulationsbesonderheiten im jeweiligen Beinsegment des Patienten genau festgestellt worden sind und die Indikation zur Sklerosierung besteht, muß eine fachgerechte Aufklärung des Patienten erfolgen.

Nach sachgerechter Anwendung in der Sklerosierungstherapie können über Jahre oft die schwerwiegenden Folgen einer chronisch-venösen Insuffizienz verhindert werden.

Eine **Nachkontrolle im Jahresabstand** soll mögliche Rezidive frühzeitig erkennen und zu weiteren therapeutischen Schritten führen.

5.5. Operation

Die moderne Gefäßchirurgie bietet für die akuten und chronischen Venenerkrankten eine ganze Reihe von Behandlungskonzepten an (*Hach*, 1994).

Unbedingte Voraussetzung ist eine Objektivierung der Diagnose unter Einsatz bildgebender Verfahren und gezieltem Einsatz auch hämodynamischer Meßmethoden, um ein umfassendes Bild vom Vorliegen der Venenerkrankung zu erhalten.

Nur so kann Indikation und Kontraindikation fallgerecht beurteilt werden.

5.5.1. Akute Venenerkrankung

5.5.1.1. Chirurgie der Phlebothrombose

Nach Einführung der **Fibrinolysetherapie** wird dieser Behandlung im allgemeinen in der Therapie der Phlebothrombose der Vorzug gegeben, weil damit unter günstigen Bedingungen alle Gerinnsel aufgelöst werden können, also auch kleinste Thromben in den Nebengefäßen der Leitvenen, in den Unterschenkelgefäßen und in den Klappentaschen.

Bei der Operation wird die Vena femoralis bzw. Vena poplitea sparsam freigelegt. Die Entfernung der Thromben erfolgt von proximal durch ein sogenanntes Fogarty-Manöver und die Entfernung der Thromben aus der Peripherie durch Auswicklung der Extremität. Der Abschwemmung von Gerinnseln in die Lungenstrombahn wird

- durch eine passagere Blockade der Vena cava inferior mittels eines Ballon-Katheters
- durch die sogenannte Anti-Trendelenburg-Lagerung sowie
- durch eine Überdruckbeatmung

vorgebeugt.

Zur sekundären Thromboseprophylaxe spielt die Beschleunigung des intravenösen Blutstromes eine wesentliche Rolle. Deshalb wird meist eine **arterio-venöse Fistel** in Höhe der V. femoralis angelegt, die für einen entsprechend hohen Blutstrom nach der Operation sorgen soll. Die Fistel wird in der Regel nach zwei bis sechs Monaten wieder operativ verschlossen. Postoperativ wird weiterhin für eine Beschleunigung der Blutströmung dadurch gesorgt, daß ein Kompressionsverband, der hier mit Langzugbinden angelegt werden sollte. Außerdem erfolgt eine entsprechende Hochlagerung der Extremität. Auch eine apparative intermittierende Kompression kann für einen relativ hohen venösen Rückfluß postoperativ sorgen. Selbstverständlich wird eine **Antikoagulation mit Heparin** in entsprechender therapeutischer Dosierung postoperativ angewandt.

Für eine chirurgische Behandlung der Phlebothrombose eignen sich nur frische Thrombosen, die unter ganz bestimmten Umständen operativ angegangen werden können (☞ Tab. 5.16).

Indikationen zur Thrombektomie
• Phlegmasia coerulea dolens • Beckenvenenthrombose post partum • Thrombose der V. saphena magna bzw. parva mit Überschreitung der Krosse • isolierte Beckenvenenthrombose mit Deszension in die Leistenregion und Blockade der V. saphena magna-Einmündung

Tab. 5.16: Indikationen zur Thrombektomie.

Kontraindikationen zur Thrombektomie stellen Einschränkungen der allgemeinen Operabilität bzw. der Narkosefähigkeit dar. Ebenso sind eingeschränkte Lebenserwartungen bei schwerer anderer Grundkrankheit eine Kontraindikation zur venösen Thrombektomie.

Die Anwendung von Cava-Clips oder von Cava-Ligaturen zur Behandlung peripherer ausgedehnter Phlebothrombosen wird heute von den meisten Gefäßchirurgen abgelehnt. In solchen Fällen ist die Implantation von Cava-Sieben zu überlegen.

5.5.1.2. Behandlung der Varikophlebitis

Die verschiedenen Formen der Varikophlebitis werden durch chirurgische Maßnahmen behandelt. Die äußerlich tastbaren Gerinnsel werden nach kleinen 1 cm langen Stichinzisionen exprimiert (☞ Abb. 5.9). Anschließend erfolgt die Versorgung mit einem Kompressionsverband bis zum Abschluß der Wundheilung.

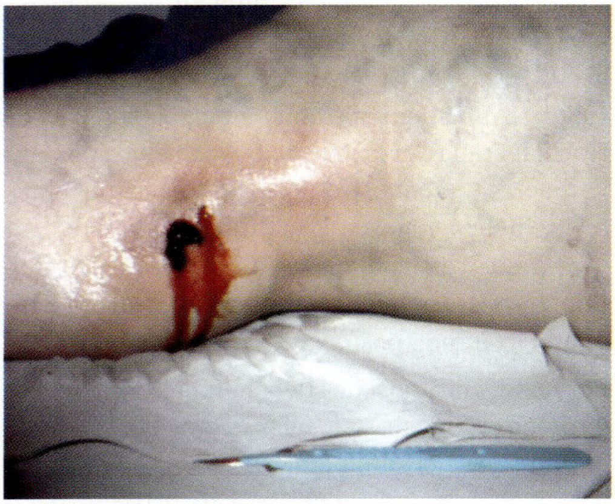

Abb. 5.9: Stichinzision und Auspressen der Thromben bei einer Thrombophlebitis superficialis.

Bei guter postoperativer Kompression kommt es nicht selten zur Verödung des entzündeten Venenstrangs, so daß hier später keine weiteren Behandlungsnotwendigkeiten bestehen.

Erreicht die Varikophlebitis die Crossen-Region im Bereich der Vena saphena magna bzw. parva, besteht bei weiterer Ascension des thrombotischen Prozesses die Gefahr der Lungenembolie. Hier sind entsprechende chirurgische Behandlungsverfahren mit Sanierung der Stammvarikose angebracht (☞ Tab. 5.16).

5.5.2. Chronische Venenerkrankungen

5.5.2.1. Chirurgie der primären Varikose

Die moderne Chirurgie der primären Varikose beruht auf dem Konzept der kompensierten und dekompensierten Rezirkulationskreisen einer Stammvarikose im Bereich der Vena saphena magna bzw. im Bereich der V. saphena parva (*Hach*, 1994).

Die Operation beginnt mit der sogenannten Crossektomie im Bereich der V. saphena magna mit der Ligatur der Seitenäste. Nur wenn alle diese einmündenden Seitenäste mit unterbunden werden, ist die Rezidivgefahr einer erneuten Mündungsklappeninsuffizienz relativ gering.

Das **Stripping** wird meist von proximal nach distal über eine distale Gegenincision durchgeführt. Beim Stripping der V. saphena parva wird ein supramalleolärer Schnitt oberhalb des Malleolus lateralis durchgeführt. Um gesunde Venenabschnitte zu schonen, wird neben der Crossektomie nur ein **Teilstripping** durchgeführt, wobei immer ein stadiumgerechtes Vorgehen eingehalten werden sollte.

Liegt eine inkomplette Stammvarikosis im Bereich der V. saphena magna vor, wird auch nur ein entsprechendes Teilstripping vom proximalen Insuffizienzpunkt bis zum distalen Insuffizienzpunkt durchgeführt.

Dieses Vorgehen bedingt eine sehr sorgfältige Analyse der vorhandenen Rezirkulationskreise und der individuell vorliegenden hämodynamischen Schädigung, um stadiengerecht eine operative Behandlung zum Erfolg zu führen.

Grundsätzlich stehen bei der primären Varikose für die Behandlung die operativen Verfahren im Vordergrund, nicht zuletzt auch deswegen, weil eine unbehandelte primäre Varikose nach Jahren immer in das Krankheitsbild der chronisch-venösen Insuffizienz einmünden wird und dann die damit verbundenen Beschwerden und Komplikationen lebenslange Behandlungsnotwendigkeit nach sich ziehen.

Um die Indikation für eine operative Behandlung sicher beurteilen zu können, ist eine sorgfältige phlebologische Untersuchung des betreffenden Patienten erforderlich, die sowohl das Beschwerdebild, die Stadieneinteilung, den Leidensdruck und andere Punkte berücksichtigen muß (☞ Tab. 5.17).

Voraussetzungen zur Operation der primären Varikosis
• Beschwerdebild bzw. Leidensdruck des Patienten • Differenzierung der V. saphena magna-Stammvarikose in - *komplette* (Hach I-IV) und - *inkomplette Form* (Perforans- bzw. Seitenast) • Zustand des tiefen Venensystems • Ausmaß evtl. vorliegender Zeichen einer chronisch venösen Insuffizienz • Kausalität zwischen Beschwerdebild und objektivem Befund

Tab. 5.17: Voraussetzungen zur Operation der primären Varikosis.

Die Konzeption der operativen Therapie geht selektiv auf die vorliegenden hämodynamischen Verhältnisse des jeweiligen Patienten ein. Nur so kann eine schonende stadiengerechte und gesunde Venenabschnitte erhaltende Behandlung erreicht werden.

Komplikationen einer Varizenoperation sind einmal Hämatome im Bereich des Strippingkanals, die durch eine gute Kompression postoperativ weitestgehend verhindert werden können. Außerdem treten mitunter Parästhesien an der dorsalen Seite des Fußes durch Läsion des Nervus saphenus auf. Diese anatomischen Läsionsmöglichkeiten bedürfen einer besonderen Aufmerksamkeit während der Operation. Wundinfektionen oder Phlebothrombosen sind als Komplikation ausgesprochen selten.

5.5.2.2. Chirurgie der Perforansvarikose

Liegt eine regional begrenzte Varikosis vor, die auf insuffiziente Vv. perforantes diagnostisch zurückgeführt werden kann, so kann dem weiteren Fortschreiten bzw. den Folgen einer chronisch-venösen Insuffizienz durch Entfernung der insuffizienten Vv. perforantes vorgebeugt werden.

Prinzipiell kann hier auf zwei verschiedenen Wegen vorgegangen werden:

Epifasciale Perforantendiscision

(nach *Feuerstein*)

Bei dieser in Lokalanästhesie ambulant durchgeführten Operationsmethode werden die epifascialen Venenabschnitte einschließlich der insuffizienten Perforansvene durchtrennt, so daß die hämodynamischen Folgeerscheinung auf diese Weise ausgeschaltet werden können (☞ Abb. 5.8).

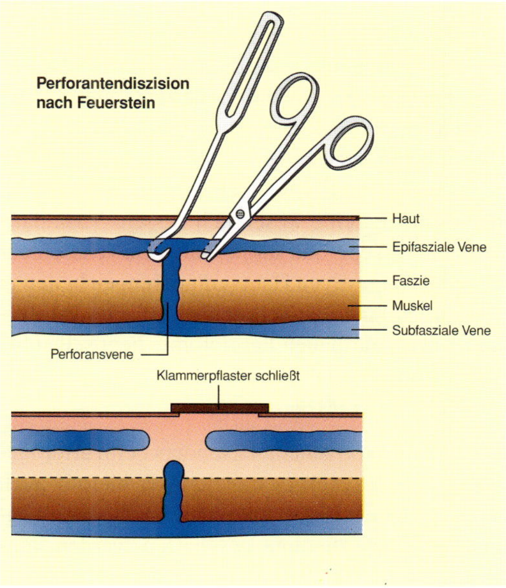

Abb. 5.8: Schema der Perforantendiscision nach Feuerstein.

Nach Anlegen eines Kompressionsverbandes wird das Bein zunächst 10 Minuten hochgelagert und die Wunde mit einem entsprechenden Klammerpflaster versorgt.

Der Kompressionsverband wird in der Regel 7 - 10 Tage belassen.

Subfasciale Technik

Als unmittelbare Ursache des Ulcus cruris postthromboticum spielt die Insuffizienz der mittleren und oberen Cocett'schen Vv. perforantes mit ihrem Rammeffekt auf die Haut und das subkutane Gewebe eine entscheidende Rolle. Die Ausschaltung der Verbindungsvenen wird als Voraussetzung zur Abheilung der chronischen Venenveränderungen und der Stauungsinduration angesehen, da eine Sklerosierung der Cocett'schen Vv. perforantes nicht möglich ist.

Als Methode der Wahl bei gesunden Hautverhältnissen ist die selektive subfasciale Ligatur der Vv. perforantes mit extrafascialem Zugang anzusehen. Der kleine Eingriff kann in Lokalanästhesie unter ambulanten Bedingungen vorgenommen werden. Neuerdings ist auch ein endoskopischer Zugang möglich.

Liegen Ulzerationen und eine Dermatoliposklerose vor, so sollte die **paratibiale Fasciotomie** (*Hach*, 1994) zur Anwendung kommen. Dabei werden alle Vv. perforantes im mittleren und oberen Cocett'schen Bereich disseziert. Das wesentliche Prinzip der Operation besteht aber in der langstreckigen Fascienspaltung. Hierdurch fallen die hohen Druckspitzen in den entsprechenden Kompartimenten beim Gehen und Stehen weg, und es erfolgt eine wesentlich bessere Vaskularisation in den epi- und subfascialen Gewebsschichten. Die kongestiven Hautveränderungen heilen in wesentlich kürzerer Zeit danach ab. Die Erfolgsquote der paratibialen Fasciotomie liegt selbst bei schwersten und jahrzehntelangen Krankheitsverläufen bei über 90 %.

Die Operation erscheint besonders beim arthrogenen Stauungssyndrom indiziert, da hiermit auch Voraussetzungen für eine zusätzliche krankengymnastische Therapie geschaffen werden können.

Bei lateraler Lokalisation der Ulcera ist die paratibiale Fasciotomie nicht anwendbar. Hier können neuerdings eine laterale Muskeltranspositionsplastik mit nachfolgender Hautverpflanzung eine chirurgische Alternative zur Behandlung darstellen.

5.5.2.3. Chirurgie der chronisch-venösen Insuffizienz

Neben der bereits genannten paratibialen Fasciotomie und der lateralen Muskeltransposition mit nachfolgender Hautverpflanzung ist die Shave-Therapie eine weitere Alternative zur Behandlung der chronisch-venösen Ulceration.

Die **Shave-Therapie** ist ein operatives Verfahren zur Behandlung sogenannter therapieresistenter venöser Ulcerationen.

Als therapieresistent werden Ulcerationen dann bezeichnet, wenn nach drei Monaten keine Heilungstendenz nachweisbar ist oder nach 12 Monaten eine Heilung nicht eingetreten ist.

Bei dieser Shave-Operation wird mittels eines Handdermatoms diese Ulceration einschließlich der umgebenden Dermatoliposklerose epifascial abgetragen. Der Defekt wird mit gemeshter Spalthaut gedeckt. Die Shave-Tiefe ist dabei abhängig von der Dicke des sklerotischen Gewebes unterhalb des Ulkus und der Ulkusumgebung.

Der Entfernung der Dermaliposklerose ist deshalb wichtig, da funktionelle und morphologische Veränderungen in diesem trophisch gestörten Gewebe für die Entwicklung und für das Fortbestehen der Ulcerationen entscheidend sind.

Nach Abtragung der trophisch gestörten Hautareale heilen die aufgesetzten Spalthautbestandteile meist schnell an, und es kommt zu einer sauberen Abheilung des operierten Hautbereiches.

5.5.3. Rekonstruktive Venenchirurgie

Zur Überbrückung von Verschlüssen in den großen Leitvenen der unteren Extremität und der Beckenetage stehen anatomisch präformierte Umgehungskreisläufe zur Verfügung, die in der Regel für eine optimale Kompensation der Zirkulationsstörung ausreichen (*Hach*, 1994).

Liegen dennoch einseitige Abflußstörungen vor, die zu einer Erhöhung des peripheren Venendruckes und zur Ausbildung eines venösen Stauungssyndroms geführt haben, sind Bypassoperationen in Erwägung zu ziehen. Der **Cross-over-Bypass** nach *Palma* ist bei einseitigem Verschluß der Beckenvenen angezeigt. Dabei wird die V. saphena magna des gesunden Beines bis zum Knie hin freigelegt und mit Hilfe einer Tunnelung zur kranken Gegenseite durchgezogen und hier ein entsprechendes Gefäß anastomosiert.

Auch als plastische Gefäßprothesen für eine Umleitungsoperation sind beschrieben worden (*Hutschenreiter*, 1982). Im allgemeinen werden diese Operationen heute aber nur selten ausgeführt, da oft die körpereigenen Kompensationsmechanismen völlig ausreichend sind.

Eine direkte Rekonstruktion von inkompetenten Venenklappen oder die Transposition von klappentragenden Venensegmenten zur Behandlung eines schweren venösen Stauungssyndroms sind beschrieben worden. Allerdings konnten sich derartige Operationsverfahren bisher nicht allgemein durchsetzen, da entsprechende Langzeiterfolge nicht bekannt geworden sind.

5.6. Literaturverzeichnis

Diehm, C., Trampisch, H. J., Lange, S., Schmidt, C. (1996). Proving equivalence: comparison of leg compressions stockings and oral dried horse chestnut seed extract therapy in patients with chronic venous insuffiziency. Lancet 347: 292 - 294

Felix, W. (1992). Spektrum Venenmittel. 3. Aufl. Aesopus Basel

Feuerstein, W., Partsch, H. (1978). Funktionsverbesserung durch Perforantendiszision bei chronischer venöser Insuffizienz. Phlebol. u. Proktol. 7: 156 - 160

Großmann, K. (1997). Vergleich der Wirksamkeit einer kombinierten Therapie mit Kompressionsstrümpfen und Oxerutin (Venoruton) versus Kompressionsstrümpfe und Plazebo bei Patienten mit CVI. Phlebol. 25: 1 - 8

Hach, W. (1994) Operative Behandlung der Venenkrankheiten. In: Rabe, E. (ed) Grundlagen der Phlebologie. Kargerer Bonn

Heede, G. (1979). Ambulante Trockentherapie des venösen Ulcus cruris von 1960 - 1975. Dt. Ges.wesen 34: 2313 - 2316

Hutschenreiter, S., Loebrecht, H., Voss, E. U., Vollmar, J. F. (1982). Möglichkeiten des prothetischen Venenersatzes in der Chirurgie chronischer Beckenvenenblockaden. In: Hach, W., Salzmann, G. (ed). Die Chirurgie der Venen. Ergebn. Angiol. 25: 187 - 192. Schattauer Stuttgart

Lohfink, H. D. (1980). Pudertherapie am Ulcus cruris venosum - Klinischer Effekt und Anwendbarkeit. Dt. Ges.wesen 35: 1594 - 1596

Lüpke, N. P. (1966). Venenmanual. Kybermed Emstetten

Marshall, M. (1983). Angiologie. Springer Berlin

Nees, S. (1992). O-(ß-Hydroxylethyl)-rutosides (HR) protect vascular endothelium aganist oxydative injury. Int. J. Microcirculation 11 (Suppl. 1): 172 - 175

Neugebauer, J., Müller, J. H. A. (1986). Venenerkrankungen der Extremitäten. Volk und Gesundheit Berlin

Partsch, H. (1981). Besserung der venösen Insuffizienz durch orales Dihydroergotamin. Med. Welt 32: 1668 - 1671

Petter, O. (1978). Organisation und Aufgaben der interdisziplinären phlebologischen Betreuung. Dermatolog. Monatsschr. 164: 216 - 220

Pöhlmann, G. (1999). Persönliche Mitteilung

Rabe, E. (1994). Grundlagen der Phlebologie. Kargerer Bonn

Schmeller, W., Rosinski, S. (1996). Shave-Therapie zur operativen Behandlung persistierender venöser Ulzera mit großflächiger Darmatoliposklerose. Hautarzt 47: 676 - 681.

Stemmer, R. (1974). Die Verödungsbehandlung der Varikosis der unteren Extremitäten. In: Klüken, N. (ed): Praktische Phlebologie. Haupt und Koska Berlin

Weidmann, B., Jansen, W., Franzen, B., Tauchert, M. (1999). Lysetherapie bei tiefen Beinvenenthrombosen. Med. Klin. 94: 140-149

Wienert, V. (1993) Beinveneninsuffizienz. Schattauer Stuttgart

Wuppermann, T. (1996). Varizen, Ulcus cruris und Thrombose. 5. Aufl. Springer Berlin

Index